抽动障碍

中医专家问答

主　编　韩新民

副主编　尹东奇　袁海霞

编　委（按姓氏笔画排序）

尹东奇　杨　江　宋宇尘　陈天翼

袁海霞　黄敬之　韩新民　雷　爽

人民卫生出版社
·北　京·

图书在版编目（CIP）数据

抽动障碍中医专家问答 / 韩新民主编 . —北京：人民卫生出版社，2021.11（2025.2重印）

ISBN 978-7-117-32307-9

Ⅰ.①抽… Ⅱ.①韩… Ⅲ.①小儿疾病-神经系统疾病-中医治疗法-问题解答 Ⅳ.①R277.78-44

中国版本图书馆 CIP 数据核字（2021）第 218817 号

人卫智网	**www.ipmph.com**	医学教育、学术、考试、健康，购书智慧智能综合服务平台
人卫官网	**www.pmph.com**	人卫官方资讯发布平台

抽动障碍中医专家问答

Choudong Zhang'ai Zhongyi Zhuanjia Wenda

主　　编：韩新民

出版发行：人民卫生出版社（中继线 010-59780011）

地　　址：北京市朝阳区潘家园南里 19 号

邮　　编：100021

E - mail：pmph @ pmph.com

购书热线：010-59787592　010-59787584　010-65264830

印　　刷：北京虎彩文化传播有限公司

经　　销：新华书店

开　　本：850×1168　1/32　印张：5.5　插页：2

字　　数：106 千字

版　　次：2021 年 11 月第 1 版

印　　次：2025 年 2 月第 2 次印刷

标准书号：ISBN 978-7-117-32307-9

定　　价：39.00 元

打击盗版举报电话：010-59787491　E-mail：WQ @ pmph.com

质量问题联系电话：010-59787234　E-mail：zhiliang @ pmph.com

主 编 简 介

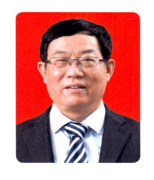

韩新民，医学博士，教授，主任医师，博士生导师。国家中医药管理局重点学科中医儿科学学科带头人，国家临床重点专科江苏省中医院儿科负责人。兼任国家卫生健康委儿童用药专家委员会委员，中华中医药学会儿科分会名誉副主任委员，江苏省中西医结合学会儿科专业委员会主任委员，《中医儿科杂志》编辑委员会副主任委员，国家药品监督管理局儿科药品专家咨询委员会委员及外聘专家，《中医儿科临床诊疗指南·儿童多动症》制订工作组组长，《中医儿科临床诊疗指南·抽动障碍》制订工作组副组长等。

从事中医儿科教学、医疗、科研工作近 40 年，共主编 5 本《中医儿科学》教材，包括卫生部"十二五"规划教材《中医儿科学》(第 2 版)和国家卫生健康委员会"十三五"规划教材《中医儿科学》(第 3 版)等。培养硕士研究生 70 名、博士研究生 12 名。主要研究方向：小儿神经精神系统疾病、呼吸系统疾病、消化系统疾病，临床上对儿童多动症、抽动障碍、

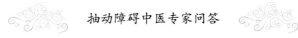

小儿哮喘、肺炎、反复呼吸道感染、过敏性鼻炎、腹泻、便秘等疾病有深入研究。主持国家级和省部级科研课题 18 项，获发明专利 1 项。主编、副主编著作 20 余部，发表论文 200 余篇，其中 SCI 论文 6 篇。荣获江苏省科学技术奖等奖励 10 余项。

前　言

　　抽动障碍俗称抽动症，是一种起病于儿童和青少年时期、具有明显遗传倾向的神经精神性障碍。主要表现为不自主、反复、快速的一个部位或多部位肌肉运动性抽动和发声性抽动，并可伴有多动、冲动、注意力不集中、睡眠障碍、学习障碍、情绪障碍、对立违抗、品行障碍、孤独症谱系障碍等其他行为症状。大部分患儿到青春期后症状会明显好转，也有部分患儿症状持续到成年，甚至终身。抽动障碍是一种病因复杂的疾病，其发病机制尚未完全明确。该病以不断上升的发病率、多样化的临床症状及多种共患病、慢性过程甚或持续终身等因素成为世界日益关注的常见儿童神经精神障碍性疾病。

　　新型冠状病毒肺炎疫情发生以来，得益于疫情后公共卫生的改善和个人卫生习惯的改变，儿科门诊呼吸系统疾病、消化系统疾病和传染病等发病率有所下降，但精神心理问题却有明显上升。这与孩子居家生活方式，比如长时间使用电子产品，以及家长对孩子更多的关注不无关系。随着互联网知识的普及，很多家长对抽动障碍有了初步的了解，但仍缺乏系统全面的认识。也有很多家长对抽动障碍一无所知，简单地认为孩子的一些抽动表现仅仅是"小毛病""坏习惯"。一些认识误区不仅会延误诊断，甚至会导致病情进展，对患儿身心造成严重危害。那么，到底什么样的表现才能被诊断为抽动障碍？抽动障碍的发生与哪些因素有关？抽动障碍有哪些治疗手段？需要治疗多久？中医药如何治疗抽动障碍？抽动障碍的孩子饮食方面需要注意什么？家庭、学校需要怎么配合？这些家长最为关心的问题，或许在《抽动障碍中医专家问答》一书中可以找到答案。

本书以问答的形式，用通俗易懂的语言将抽动障碍最常见的问题以及家长最关心的问题呈现出来。全书主要分为三大部分，即基础知识、调理攻略和名家指导，每部分侧重点不同。基础知识着重讲述抽动障碍的认识发展史、临床表现、发病机制、诊断以及常用的评估量表。调理攻略重点介绍抽动障碍的家庭管理以及饮食调养。名家指导则涵盖了抽动障碍中西医、药物和非药物防治方法以及预防护理等内容。总之，本书较全面系统地呈现了抽动障碍的科普知识、部分专业知识，具有通俗性、实用性、前沿性、科学性。希望本书能够为抽动障碍儿童家长、老师，对抽动障碍领域的临床医生、研究人员，对关心抽动障碍儿童健康的社会人士提供一定帮助。

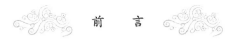

前　言

　　本书在写作过程中参阅了大量的国内外文献，学习了古代医家及当代专家的一些宝贵经验，在此表示感谢。限于医学发展水平以及编者学术水平，本书中有些问题尚未完全阐释清楚，请予谅解；编写内容如有不当之处，敬请读者批评指正。

韩新民

2021年7月于南京

目　　录

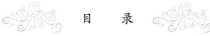

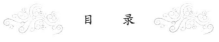

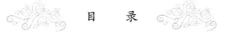

目 录

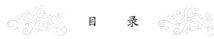

一、基 础 知 识

（一）什么是抽动障碍

1. 抽动障碍的定义是什么？

抽动障碍（tic disorder，TD），俗称抽动症，是一种起病于儿童或青少年时期，以运动性抽动和／或发声性抽动为主要表现的神经精神障碍性疾病。"tic"一词来源于法语"Tique"，原来的意思是"扁虱"，后用来形容扁虱叮咬牛马时出现的皮肤肌肉收缩现象。引申到人体，"tic"被认为是固定或游走性的身体肌肉群出现不自主、无目的、重复和快速的收缩动作。

2. 根据病因，抽动障碍分为哪几类？

根据发病原因，抽动障碍可以分为原发性抽动障碍和继发性抽动障碍。

原发性抽动障碍是指非其他疾病引起的抽动，包括短暂性抽动障碍、慢性抽动障碍、Tourette综合征（Tourette syndrome，TS）、成年起病的迟发性抽动障碍、难治性抽动障碍等。

继发性抽动障碍是指由其他疾病引起的抽动障碍，常分为以下几种类型：

（1）遗传性疾病：如唐氏综合征、脆性X染色体综合征等染色体异常疾病，以及结节性硬化症、亨廷顿舞蹈症、肌张力障碍等。

（2）发育障碍性疾病：如雷特综合征（Rett syndrome）、静止性脑病、全面发育延迟等。

（3）神经变性疾病：如神经棘红细胞病、进行性核上性麻痹等。

（4）其他精神性疾病：包括精神分裂症、强迫症等。

（5）中毒 - 代谢性疾病：包括一氧化碳、汞、蜂中毒，低血糖等。

（6）药物诱发的抽动：如氯氮平、苯巴比妥等精神抑制药，拉莫三嗪、卡马西平等抗癫痫药，哌甲酯、匹莫林、右旋苯异丙胺等神经兴奋剂，左旋多巴等。

（7）感染因素诱发的抽动：如风湿性舞蹈症、脑炎及其后遗症、神经梅毒、克 - 雅病、先天性风疹综合征（congenital rubella syndrome）等。

（8）习惯性动作：如吸吮手指、咬指甲、擦眼睛、触摸耳朵、挖鼻孔、触摸外生殖器等。

（9）刻板重复动作：包括点头、晃动身体、手臂抖动等。与原发性抽动障碍不同的是，这些继发性抽动障碍常伴有其他形式的运动障碍，如舞蹈、肌张力障碍等。

3. 根据抽动表现形式，抽动障碍分为哪几类？

根据表现形式，抽动障碍可以分为运动性抽动和发声性抽动。运动性抽动是指头面、颈肩、躯干、四肢肌肉的不自主、突发、快速收缩运动；常见的运动性抽动有面部的眨眼、皱眉、皱鼻、伸舌、噘嘴等，头颈部的点头、摇头、转头、耸肩等，胸腹部的挺胸、收腹、扭腰等，四肢的手指抖动、伸腿、抖腿、蹬足等。发声性抽动主要是由于呼吸道肌肉、口腔肌肉或鼻部肌肉的异常抽动，这些部位的肌肉快速收缩产生气流，通过鼻腔、口腔、咽喉而发出异常的声音；常见的发声性抽动有吼叫、吭吭声、清嗓子、咳嗽、吹口哨、秽语、模仿语句等。近来有人提出"感觉性抽动"，实际上是指部分患者在运动性抽动或发声性抽动之前出现先兆症状，表现为身体局部的不适感，如压迫感、肌肉紧张感、痛感、痒感、热感、冷感等异样不适感，或有冲动的感觉。

4. 根据抽动的运动特征和持续时间，抽动障碍分为哪几类？

根据运动特征和持续时间，可以将抽动障碍分为阵挛抽动、肌张力不全性抽动、强直抽动。阵挛抽动是单个或一组肌肉快速的收缩抽动，其收缩时间快速而短暂，一般在100毫秒之内，如眨眼、耸肩、噘嘴等；肌张力不全性抽动表现为持续性肌肉收缩，其抽动时间相对较长，多超过300毫秒，如眼睛偏斜、眼球转动、扭肩、旋转运动等；强直抽动表现为肌肉的等张力收缩，如腹肌抽动、肢体肌肉的紧张等。

5. 根据复杂程度,抽动障碍分为哪几类?

根据抽动的复杂程度,可将抽动障碍分为简单性抽动(包括简单运动性抽动和简单发声性抽动)和复杂性抽动(包括复杂运动性抽动和复杂发声性抽动)。简单性抽动是突然、迅速、孤立、无意义的运动,如眨眼、皱眉、皱鼻、张口、伸舌、噘嘴、舔嘴唇、点头、仰头、摇头、转头、耸肩、挺胸、收腹、扭腰、动手指、动脚趾、伸腿、抖腿、蹬足等简单运动性抽动,以及吸鼻声、吼叫、哼哼声、清嗓子、咳嗽声、吱吱声、尖叫声、吹口哨声、吸吮声、鸟叫声等简单发声性抽动;复杂性抽动是突然、似有目的性、协调和复杂的运动,如挤眉弄眼、扮鬼脸、眼球转动、四肢甩动、跳动、下蹲、走路转圈、修饰发鬈、跺脚等复杂运动性抽动,以及单词、词组、短语、重复单词或短语、重复语句、模仿语言、秽语等复杂发声性抽动。

6. 根据临床特点和病程,抽动障碍分为哪几类?

根据临床特点和病程,我们国家目前多采用美国《精神障碍诊断与统计手册(第5版)》(The Diagnostic and Statistical Manual of Mental Disorders-5th edition,DSM-5)的分类方法,将抽动障碍分为短暂性抽动障碍、慢性抽动障碍和 Tourette 综合征(又称多发性抽动障碍)3 种类型。短暂性抽动障碍是指病程在 1 年以内,表现为 1 种或多种运动性抽动和 / 或发声性抽动。慢性抽动障碍是指病程在 1 年以上,表现为 1 种或多种运动性抽动或发声性抽动,病程中只有 1 种抽动形式出现,两者不兼有。只有运动性抽动,称为慢性运动性抽动障碍;只有发声性抽动,称为慢性发声性抽动障碍。Tourette综合征是指病程在 1 年以上,具有多种运动性抽动及 1 种或多种发声性抽动,但两者不一定同时出现。即在一位患者身上既有运动性抽动,又有发声性抽动,但并不是每时每刻都有这两种抽动形式,有时可以只有一种抽动形式。有些患儿不能归于上述任一类型诊断,属于尚未界定的其他类型的抽动障碍,如成年期发病的抽动障碍(迟发性抽动障碍)。而难治性抽动障碍是近年来小儿神经/精神科临床逐渐形成的新概念,尚无明确定义,通常认为是指经过盐酸硫必利、阿立哌唑等抗抽动药物足量规范治疗 1 年以上无效,病情迁延不愈的抽动障碍患者。

7. 抽动障碍是小毛病吗?

简单的小毛病或坏习惯不需要特殊的治疗,只需要通过行为纠正和良好习惯养成就能改正。而抽动障碍特别是慢性抽动障碍和 Tourette 综合征两个类型,并不是小毛病,症状迁延、病程超过 1 年、治疗困难,甚至成年后症状仍然明显,是不容易治愈的疾病;短暂性抽动障碍虽然部分患者可以自愈,但其中仍有较大部分患者 1 年后症状并不能缓解,而转入慢性阶段;也有一部分短暂性抽动障碍,可能就是 Tourette综合征的早期,特别是病程超过 3 个月、抽动程度较重的患者,要高度警惕发展为慢性抽动障碍和 Tourette 综合征。因此,不能因短暂性抽动障碍患者有部分自愈性,而说抽动障碍是小毛病,这是不对的,如果不去做出及时、正确的诊断、干预和治疗,将给儿童身心带来损害。

目前,不仅医生需要更新对该病的观念,家长和老师也应该提高对本病的认识。他们很多时候认为孩子的抽动是坏习惯、不良行为,常责怪、批评、呵斥,甚至打骂孩子,长此以往,患者抽动类型由短暂性逐步转化为慢性,症状由单一转化为复杂、易波动,症状由可受情绪控制发展为受情绪控制困难,病程由急性、亚急性转为慢性,并逐步出现并发一种或多种心理行为障碍,如注意缺陷多动障碍、学习困难、强迫症、睡眠障碍、品行障碍等。部分抽动障碍儿童常伴有过敏性疾病,比如变应性鼻炎、慢性咳嗽、咳嗽变异性哮喘、特应性皮炎,有关医生在诊断相关伴发疾病的同时,应该考虑转诊至儿童神经专科,由专科医生评估和确诊是否为抽动障碍,以便完善治疗方案。因此,加强全社会特别是非儿童神经专科、家长和老师对抽动障碍的了解和认识,有利于进一步减少抽动障碍的延误诊断,通过及时规范治疗,减少患儿的身心损害,提高我国儿童和青少年的体质健康。

(二)抽动障碍知多少

1. 抽动障碍的由来?

西方医学对抽动障碍的认识和探索最早可以追溯到

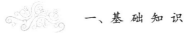

15 世纪，当时科学尚不发达，抽动的症状常被认为和巫术相关；1825 年，法国神经病学家 Jean Marc Gaspard Itard 首次报道了一位巴黎贵族女性患者，她患有一种以突然尖叫、秽语、不自主抽动为特征的疾病，成为历史上首位描述本病的学者；1885 年，Gilles de la Tourette 详细描述了 9 例抽动患者的临床特征，为了纪念他所做的贡献，此类疾病正式被命名为 Gilles de la Tourette syndrome，简称 Tourette syndrome（TS）。在 Gilles de la Tourette 之后，一直到 20 世纪 60 年代早期，研究 TS 的人相对较少。20 世纪 60 年代至 70 年代，精神安定药物氟哌啶醇开始用于治疗 TS。在 1886 年至 1972 年的几十年里，TS 被认为是一种功能性心理疾病，直到 1972 年，美国抽动秽语综合征协会（Tourette Association of America）成立，这一观点开始受到质疑。1952 年，美国《精神障碍诊断与统计手册》（DSM）诊断标准首次提到抽动障碍，并将其分成几个亚型，随后的 DSM-4、ICD-10、CCMD-3 诊断系统对抽动障碍进行了详细的分类和诊断，在这些诊断系统中，TS 作为一种亚型被并入抽动障碍；在目前最新出版的 DSM-5 中，抽动障碍被分为短暂性抽动障碍、慢性抽动障碍和 TS 三种类型。

中医学对儿童抽动障碍相似症状的记载最早见于宋代的《小儿药证直诀》："凡病或新或久，皆引肝风，风动而上于头目，目属肝，风入于目，上下左右如风吹，不轻不重，儿不能任，故目连劄。"指出了引起患儿眨眼抽动的病机是肝风上扰于目。现代中医学专家按其临床表现特点，将"抽动障碍"归于中医学"肝风""慢惊风""抽搐""瘛疭""筋惕肉瞤"等范畴。

2. 抽动障碍的发病率和患病率是多少?

发病率指在一定时期内,一定人群中,某病新发生的病例的频率,通常用每10万人中每年发生新患者的数目来表示;患病率也称现患率,是指某特定时间内总人口中,某病新旧病例所占比例,与发病率和病程呈正相关,通常用来表示病程较长的慢性病的发生情况。两者均是疾病流行病学的统计指标,发病率可反映某疾病的病因强度和预防效果,而患病率主要反映预防、治疗、康复效果。

由于各地诊断儿童抽动障碍的标准不同,文献报道本病的发病率和患病率跨度较大,一般认为,本病年发病率为(0.5~1)/10万,总体患病率为0.035%~8.02%;流行病学研究表明,短暂性抽动障碍患病率为5%~7%,慢性抽动障碍患病率为1%~2%,Tourette综合征患病率为0.3%~1.0%。

3. 抽动障碍发病率和哪些因素有关?

近年来,我国儿童抽动障碍的发病有明显增多的趋势,这主要与环境因素、社会因素、心理因素,以及家长和医生对本病认识的提高有关。目前我国独生子女增多,父母期望值过高致使儿童心理压力过大;父母工作压力大,陪伴孩子的时间越来越少,孩子过度使用电子设备,看电

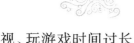

视、玩游戏时间过长，看惊悚片等，以及家庭氛围不和谐、父母离异等，影响儿童的神经发育和身心健康；食品添加剂、色素、防腐剂等有害物质的高暴露，药物滥用、剖宫产增多，均有可能增加抽动障碍发病率；环境污染导致儿童呼吸道感染的概率增高，这也是诱发抽动障碍的危险因素。

4. 抽动障碍患病率和哪些因素有关？

抽动障碍的患病率与发病率和病程呈正相关，导致发病率升高的因素多会导致患病率增高。实际上，我国儿童抽动障碍的患病率比目前统计报告的要高，因为很多抽动障碍患者症状较轻，没有引起家长重视，这些轻症患者容易被漏诊；医务人员对本病的认识不够造成漏诊、误诊也是主要原因。此外，本病属于慢性疾病，治疗周期较长，症状易反复，这也是影响该病患病率的重要因素。

5. 抽动障碍好发于哪个年龄段？

抽动障碍多起病于儿童和青少年，少见于成人。儿童抽动障碍的起病年龄范围为 2~21 岁，平均起病年龄为 6~7 岁，多见于学龄前期和学龄期儿童，以 5~10 岁最多见，抽动障碍儿童的病情通常在 10~12 岁最严重。一般情况下，发声性抽动比运动性抽动出现得晚，而秽语的起病年龄通常比简单的发声性抽动要晚。

6. 抽动障碍多发于男孩还是女孩?

儿童抽动障碍在男孩的发病率明显高于女孩,一般认为抽动障碍发病率的男女之比为(3~5):1。儿童抽动障碍在共患疾病方面的表现也具有一定的性别差异,男孩更易共患注意缺陷多动障碍(attention deficit hyperactivity disorder, ADHD),而女孩更易共患强迫症(obsessive-compulsive disorder, OCD)。有研究者认为,这可能是由于早期发育过程中性激素对中枢神经系统的影响所致。

7. 儿童抽动障碍常见的首发症状有哪些?

运动性抽动或发声性抽动是儿童抽动障碍常见的首发症状,仅有部分患者同时出现这两种症状。以眨眼、挤眼、翻白眼、皱眉、搐鼻、咧嘴、噘嘴、摇头、点头等头面部抽动首发的患儿居多,眨眼被认为是抽动障碍最常见的首发症状,有研究表明,48%的抽动障碍患者以眨眼为首发症状。

以发声性抽动作为首发症状的抽动障碍儿童占12%~37%,这些症状通常由清嗓子、干咳、吸鼻或尖叫等发声组成。我国儿童抽动障碍研究专家刘智胜等观察了39例抽动障碍儿童,其中32例以运动性抽动作为首发症状,以眨眼为首发症状者占18例(46%);7例(18%)以发声性抽动为首发症状,表现为吭吭声、哼哼声、嗯嗯声等。

此外,部分患儿首发症状表现为干咳或叹气,应注意与心肺疾病相鉴别，如果患儿放松状态下干咳或叹气消失，而在应激状态下加剧，则应考虑是否与抽动障碍相关。

8. 抽动障碍儿童面部、腹部、四肢抽动各有哪些主要表现？

抽动障碍儿童的面部抽动主要表现为眨眼、挤眼、斜眼、扬眉、皱眉、耸鼻、吸鼻子、张口、伸舌、歪嘴、舔嘴唇、咧嘴、噘嘴、做鬼脸等。常见的腹部抽动有挺胸、扭腰、吸肚子、鼓肚子等。头肩颈部常见的抽动有点头、摇头、挺脖子、耸肩、抖肩等；上肢抽动有搓手、握拳、甩手、甩胳膊等；下肢抽动有抖腿、踢腿、踮脚、异常步态等。

9. 抽动障碍儿童发声性抽动有哪些主要表现？

常见的发声性抽动表现为喉肌的异常抽动，如吭吭声、哼哼声、吼叫声、干咳声等，或表现为重复语言、说话时语调重音不当、口吃，或表现为不自主骂人、经常吐沫、随地吐痰等。

10. 抽动障碍男孩和女孩共患病有什么不同？

所谓共患病包括 3 种情况，分别是：①一个潜在的共同病因导致了两种或两种以上不同疾病；②一种疾病导致另外一种疾病发生；③两种毫不相关的疾病同时发生。临床上绝大多数抽动障碍（79%）存在共患精神病理状态，其中共患注意缺陷多动障碍，也就是俗称儿童多动症的最常见；其次是强迫症，常见于青少年和成人病例；此外，还包括暴怒发作、冲动、自伤和攻击行为、睡眠障碍、学习障碍、情绪障碍、焦虑症、对立违抗、品行障碍、孤独症谱系障碍等。

在抽动障碍中，慢性运动性、发声性抽动障碍和 Tourette 综合征患儿，尤其是 Tourette 综合征患儿更容易发生共患病。Tourette 综合征抽动障碍的共患病存在性别差异，通常多动症、品行障碍、暴怒发作、学习障碍的发生率男孩多于女孩，而强迫症、焦虑症、情绪障碍和自伤行为发生率则女孩多于男孩。

11. 儿童抽动障碍容易共患多动症吗？

多动症是抽动障碍最常见的共患病，儿童多动症是指发生于儿童时期，表现为与同年龄同性别儿童相比，具有明显的、持续的注意力不集中，活动过度、任性、冲动和学习障碍为特征的一组综合征。目前研究指出，抽动障碍共患多动症的发生率在 40%~75%，其中儿童和成人病例占 60% 以上。国内一项回顾性研究发现，短暂性抽动障碍、慢性抽动障碍、Tourette 综合征共患多动症的概率分别为 14.65%、51.38%、57.96%。儿童多动症也常共患抽动障碍，其典型症状如注意力不集中、多动、冲动等常常先于抽动障碍症状出现，较抽动障碍的运动性抽动和发声性抽动早 2~3 年，且在重度抽动障碍的患儿中较常见。

12. 儿童抽动障碍共患多动症有哪些临床表现？

共患多动症的抽动障碍儿童主要以多动、冲动为主要临床表现，多动、冲动的症状在青春期后往往会改善，而注意力不集中的症状则会持续到成年期。共患多动症的抽动障碍儿童行为问题发生率较单纯抽动障碍儿童明显增高，尤其是攻击和社交退缩行为较多，提示抽动障碍儿童行为特征与其共患多动症密切相关。随着年龄增长，患儿抽动障碍症状发作有减少或消失趋势，但多动症症状仍可持续至成年期。

抽动障碍共患多动症的男孩常常存在较多行为问题，如焦虑或抑郁、交往不良、社交退缩、强迫性、多动、攻击性、违抗和违纪行为等，而女孩行为表现与多动症的行为特征相似，主要是注意力不集中、自卑、社交退缩等。

长远来看，注意缺陷、冲动、多动等多动症症状较抽动障碍症状对认知和社会心理功能有更大损害，共患多动症也是其出现社会适应困难等严重并发症和预后不良的重要因素。

13. 儿童抽动障碍容易共患情绪障碍吗？

情绪障碍是指以主观痛苦和焦虑为特点，临床主要表现为焦虑、抑郁和持续忧伤的一组疾病，它影响了社会功能或伴有某些生理反应，核心症状为焦虑和抑郁情绪。焦虑是一种内心紧张、预感到似乎即将发生不幸时的心境，而抑郁是指人情绪低落时的一种心理体验，都属于负性情绪。发生于儿童青少年时期的即为儿童情绪障碍。抽动障碍儿童心理负担比较重，尤其是大年龄组学龄儿童，特别担心在公共场所发生抽动，长期处于紧张状态，逐渐产生退缩、回避、自卑等心理，易产生焦虑、抑郁等情绪问题，影响患儿正常的生活、学习和社交。

有研究报道，儿童情绪障碍与其他神经精神障碍疾病如抽动障碍、多动症、强迫症等的共患率非常高，共患率可达75%。国外研究发现，抽动障碍儿童中患有焦虑、抑郁、单纯恐怖症、社交恐惧症等情绪障碍性疾病的发生率比其他儿童明显增高。

抽动障碍儿童临床症状复杂多变，尤其是慢性抽动障碍和 Tourette 综合征患儿更加明显，Tourette 综合征患儿合并情绪问题的风险性是正常儿童的 5~20 倍，有研究指出 Tourette 综合征共患焦虑障碍的发生率约为 20%~30%，共患抑郁障碍的概率有 16%~20%，共患情绪障碍在 14~17 岁年龄段最高。抽动障碍共患多动症的患儿更容易出现明显的焦虑、抑郁、情绪不稳定等问题。

14. 儿童抽动障碍共患情绪障碍有哪些临床表现？

焦虑症在儿童主要表现为烦躁不安、脾气暴躁、心烦、不听话、哭泣、紧张、害怕、难以安抚，对家庭不满、抱怨、发脾气、搓手顿足、唉声叹气等。抽动障碍共患焦虑症的主要表现有焦虑情绪、不安行为和自主神经功能紊乱，不同年龄的表现不同。学龄前儿童常表现为哭泣、不愿离开父母、辗

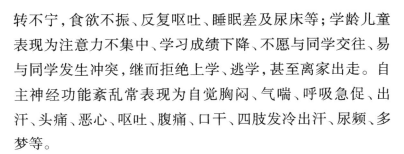

转不宁，食欲不振、反复呕吐、睡眠差及尿床等；学龄儿童表现为注意力不集中、学习成绩下降、不愿与同学交往、易与同学发生冲突，继而拒绝上学、逃学，甚至离家出走。自主神经功能紊乱常表现为自觉胸闷、气喘、呼吸急促、出汗、头痛、恶心、呕吐、腹痛、口干、四肢发冷出汗、尿频、多梦等。

抽动病程越长，抑郁、焦虑得分越高，越易于表现出焦虑抑郁等情绪症状。有研究提示，随着正确药物治疗，抽动障碍儿童的抽动障碍症状得到明显缓解，而行为、情绪问题仍会显著存在，持续影响患儿的生活质量。抽动的严重程度也会受不同情绪的影响，患者处于高兴状态时，抽动的严重程度最低；处于悲伤和恐惧情绪时病情严重程度中等；而当患者处于焦虑、抑郁或情绪低落状态时抽动障碍症状最为严重。而且抽动评分越高，焦虑、抑郁等情绪问题越明显。

15. 儿童抽动障碍容易共患强迫症吗?

强迫症包括强迫观念和强迫行为，或两者均有。强迫症是抽动障碍常见的共患疾病之一，强迫症症状出现的年龄高峰晚于抽动障碍，通常出现在 10 岁之后，抽动障碍共患强迫症出现强迫症状的年龄早于单纯强迫症的患者，男性多见，而女性抽动障碍患者的其他家庭成员中强迫症的发生率较普通人群有增加倾向。有研究指出，抽动障碍儿童强迫症的发生率为 25%~60%，尤其是 Tourette 综合征患儿更常见共患强迫症，Tourette 综合征与强迫症的共病率高达 40%~75%。抽动障碍共患强迫症的发生率女孩比男孩要高。

16. 儿童抽动障碍共患强迫症有哪些临床表现？

抽动障碍共患强迫症的强迫性行为通常包括对秩序或常规的需求，以及反复检查确定事物是否对称或刚刚好或达到某一程度，比如表现为反复从事简单动作（如反复洗手、反复多次开关灯、反复多次开关门等），重复无目的动作（如强迫性触摸、对称性放置物品等），检查仪式（如多次检查锁门、关炉子和关窗户等），清除身体上或物体上污垢的仪式动作，频繁计数，重复写字等。他们自身无法克制这些不必要的强迫观念和动作，从而影响日常生活和学习。

慢性抽动障碍和 Tourette 综合征的某些复杂运动抽动带有强迫性质的症状，如重复摩擦、拍击、触摸行为等，这些动作既代表复杂抽动，也代表强迫行为。两者的区别有一定难度，通常强迫动作为有目的、复杂的运动行为，而复杂抽动为无意义的、快速的、重复的运动行为。

17. 儿童抽动障碍容易共患精神分裂症吗？

抽动障碍尤其是 Tourette 综合征共患强迫症和精神分裂症患者的症状有相似之处，有些患者甚至有相当大的重叠症状，例如一些重症 Tourette 综合征患者会有猜疑、情绪不佳、强迫行为；同样精神分裂症患者常会表现出紧张、抽动障碍症状，可表现为发声性抽动（比如发吼声、发吭声、清嗓子、大声喊叫）、重复语言等。

有的 Tourette 综合征患者在抽动的动作发生前常有命令性幻听、幻视、躯体感觉异常、意志被干扰的症状，比如经常耸肩膀的抽动障碍儿童，常自诉肩膀痒感，感觉肩膀有蚂蚁在爬，必须通过不断地耸肩膀才能把蚂蚁赶走，从而导致患儿出现怪异的行为或发声，其实这个时候抽动障碍的患儿就共患了幻觉、幻视的精神分裂症症状。

Tourette 综合征患者的紧张症状有可能导致强迫性症状，而逐渐出现的强迫症状又增加了精神分裂症的前驱症状。但在临床上，患者的紧张焦虑情绪、强迫行为、模仿语言等临床表现往往被归类为复杂的抽动，而不是考虑患者的病情向精神分裂症发展，有时候会延误精神分裂症的诊断和治疗。

18. 抽动障碍儿童容易有哪些猥亵行为？

抽动障碍伴发猥亵行为较其他心理行为问题要少，其发生率为 20%~25%，男性患儿多见。猥亵行为多发生在慢性抽动障碍，尤其是 Tourette 综合征的患儿或者伴发有行为问题的抽动障碍患儿。猥亵行为往往与秽语并存，有些患者常以淫猥的手势或其他姿势代替污秽词句来表现鄙陋的行为。往往猥亵行为发生在家庭中，患者可直接对自己的亲人或其他家庭成员进行猥亵活动，比如有的抽动障碍儿童喜欢经常用手触摸其母亲的乳房，有的抽动障碍儿童会喜欢用手触摸生殖器，甚至是喜欢在公众场合暴露生殖器，等等。

19. 抽动障碍儿童为什么会出现学习困难?

学习困难是指儿童在有适当的学习机会时,学业一方面或几方面的成就严重低于智力的期望水平。抽动障碍儿童共患学习困难的发生率约为 25%~50%,在儿童和青少年患者中最常见的是数学、拼写、阅读障碍。

抽动障碍儿童发生学习困难,首先是与抽动障碍症状本身影响有关,如未控制的运动抽动或发声抽动使注意力分散,严重的、重复的、带有强迫的抽动障碍症状使患儿的眼睛很难盯在书本上,导致学习困难;久而久之,同学甚至老师的歧视或嘲笑使患儿更不喜欢上学,这些都会对抽动障碍患儿的学习造成不良影响,从而导致不同程度的学习困难。Tourette 综合征患儿还表现出特殊的学习困难,表现在视空间障碍、阅读困难、书写障碍及计算困难等诸多方面。

其次,抽动障碍有很多共患病,如强迫症、多动症、情绪障碍等,这些共患病会在一定程度上干扰患儿的注意力集中和完成作业。比如共患多动症的患儿,多动症本身就存在注意力缺陷、多动等问题,有可能造成学习困难。当抽动障碍共患多动症时,其学习困难的共患概率可上升到 31%,可影响包括应用学习困难、执行功能困难、集中注意困难等。而共患强迫症孩子的重复怀疑和检查行为会影响到重大考试或活动时的效率,从而加重学习困难。

另外,服用抗抽动药物也可能导致学习困难,如氟哌啶醇、硫必利可引起情绪恶劣、抑郁、嗜睡和反应迟钝，少数患儿可出现学校恐惧，从而影响学习，导致学习困难。

20. 儿童抽动障碍会带来哪些社会问题？

抽动障碍会给患病儿童带来较大影响，比如影响学习成绩，因为患儿不自主发声及无意识抽动容易分散注意力，导致成绩下降，病情严重的患儿很难完成学习；受抽动障碍症状的影响，患儿容易出现一些小动作，老师指责、同学的歧视嘲笑，会让患儿产生厌学情绪；抽动障碍儿童如具不能接受及时有效的治疗，使病情恶化不能控制抽动，会影响与同学的正常交往，产生自卑感、社会退缩、社交障碍及品行纪律等问题，严重影响患儿的社会交往及人际关系。另外，儿童在4~12岁期间会形成自我意识，是孩子心理发展的重要时期，在这个阶段患儿通过与成人及其同伴的日常交往，对自身形成自我看法和评价，比如自己是漂亮的、聪明的，还是丑的、笨的等，而抽动障碍的患儿往往自我认识较差，危害到孩子的心理健康，导致患儿出现仇视他人的心理。

久而久之，这些患儿往往逃学，甚至主动要求辍学，但又没有达到参加社会工作的年龄，有的孩子甚至沉迷网络，流连网吧、酒吧等地，变得游手好闲，会出现偷盗、打砸、报复社会等问题，给社会安定带来负面影响。

21. 抽动障碍会影响孩子的智力吗？

一些研究指出，患有抽动障碍儿童的平均智商都在一百以上，大多数抽动障碍儿童智力在正常范围之内，但也有少数学者指出，抽动障碍儿童的智力低于正常儿童。因为抽动障碍本身会对儿童心理、生活、学习等产生影响，比如大多数抽动障碍儿童在学习过程中，受不自主抽动的影响，导致注意力缺陷、无法专注于正常学习，甚至很多抽动障碍还伴有多动、冲动，这些都会影响患儿学习和潜力的发挥，也会影响到智力问题。

另外，还有一些外在因素，比如抽动障碍的家长或老师采取训斥、不满的态度对待患儿，患儿自己也可因出现与其他儿童不同的而又不能控制的怪象而苦恼，会使抽动障碍儿童的心理压力进一步加大，影响了患儿与社会的交往，妨碍智力的发展。

但是，大多数研究指出，抽动障碍儿童智力范围和其他正常孩子是一样的，而且抽动障碍本身一般不影响孩子的智力发育。因此，家长没有必要过分担心孩子的智商，应加强患儿的后期心理治疗，鼓励、沟通、交流、积极疏导不良情绪，促进患儿的健康成长和社会交往。

22. 孕期胎养对儿童抽动障碍有什么影响？

具有抽动障碍遗传素质的儿童，如遇到不利的环境条件，并超出神经系统的耐受力或内环境平衡遭到破坏时，可促使发病。

研究调查显示，怀孕前三个月是胎儿神经系统发育的关键时期，如果孕早期母亲出现一些并发症，比如先兆流产、子痫、妊娠严重反应、感染风疹病毒、吸烟、饮酒、低频磁场暴露、情绪抑郁、精神紧张、孕期受惊吓等，都会或多或少影响胎儿大脑的发育，与抽动障碍的发生可能有关系。国外报道母亲孕期精神压力程度、呕吐严重度与抽动障碍严重度相关。因此，孕期胎养不仅限于营养、生活环境方面，心理保健同样重要。

23. 抽动障碍的发病与遗传因素有关吗？

目前关于儿童抽动障碍的病因和发病机制尚未完全明了，但现代医学研究发现遗传因素是儿童抽动障碍发病的重要危险因素。

研究者通过对抽动障碍儿童的家庭成员进行家系研究发现，抽动障碍的遗传度为 0.25~0.77，短暂性抽动障碍具有家族聚集性，在本病的家族成员中，抽动障碍发生率约为 40%~50%；Tourette 综合征患者的一级亲属患 Tourette 综合征的风险是普通人群的 10~100 倍。尽管早期的家系研究提示 Tourette 综合征为常染色体显性遗传，但后续研究提示 Tourette 综合征及其他相关抽动障碍的遗传模式并不符合孟德尔遗传定律，在严重程度和共患病方面也有明显的表型变异，如黄颐等进行的家系研究发现父系遗传的抽动障碍更容易表现为注意力问题，母系遗传更容易表现为复杂的运动性抽动。

双生子和寄养子的研究发现，同卵双生子发生抽动障碍的同病率为38%~94%，而异卵双生子发生抽动障碍的同病率为11%~33%，同卵双胎患抽动障碍的一致性高于异卵双胎，表明遗传因素在抽动障碍发病中十分重要，但尚未证实其特定基因及遗传方式。目前已知的易感基因，如*SLITRK1*、*CNTNAP2*、*HDC*、*NRXN1*、*CNTN6*等，其变异也只有在极少数个人或单个家庭中被发现。

有学者认为，遗传基因通过影响儿童发育过程中正常基底节及边缘突触的形成，从而引起抽动障碍症状。另一些学者认为，编码组氨酸脱羧酶的基因发生突变导致组胺能神经通路异常，可导致抽动障碍症状。

24. 抽动障碍的发病与环境因素有关吗?

除遗传因素外，外在环境因素也影响抽动障碍的发病，如社会心理因素、感染免疫因素、饮食因素、药物因素等。近些年调查发现，家庭或学校的不良环境，如家庭不和谐、父母离异、亲人亡故等不良生活事件，父母管教过严、苛刻、挑剔、宠溺等不良教育习惯，同学嘲笑、教师要求过高、考试压力大等不良学校因素，均可导致儿童抽动障碍的发生；社会心理因素在抽动障碍的发病中起到重要作用，但其具体的作用机制尚不清楚，可能通过影响神经内分泌系统，增加下丘脑 - 垂体 - 肾上腺轴和压力相关激素水平，引起抽动的发生。

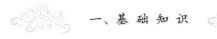

临床观察发现，感冒或扁桃体炎等呼吸道感染常可诱发或加重抽动障碍症状，提示感染及免疫功能紊乱可能是抽动障碍发病的影响因素。但其具体机制尚不明确，有学者认为，各种病原体可能通过直接攻击或交叉免疫反应，引起相应神经结构损害，从而诱发抽动。

其他影响如母孕期精神受刺激、情绪不稳，胎儿出生时窒息、羊水吸入、难产，儿童颈椎损伤、过敏、过多摄入食品添加剂、不合理使用抗精神病药物等情况均可导致抽动障碍的发生。

25. 抽动障碍与微量元素有关吗？

国内外均有报道表明抽动障碍儿童血微量元素水平存在异常，如刘玲、江志贵等对顺德龙江地区的抽动障碍儿童进行血微量元素检测，发现与正常儿童相比，抽动障碍儿童血铅水平明显增高，锌、铁水平偏低，说明高血铅、锌铁缺乏可能是抽动障碍发病的原因之一。研究表明，锌缺乏可影响包括乙酰胆碱酶在内的多种酶的生理活性，而乙酰胆碱作为一种重要的神经递质，已被证明可参与抽动障碍的发生；此外，锌缺乏可引起脑超微结构的改变和脑功能障碍，出现注意力不集中、学习困难等认知障碍和行为损害。

铁是人体必需的微量元素之一，不仅影响造血系统，也影响到很多酶的活性。作为一种铁依赖酶，单胺氧化酶是人体重要神经递质儿茶酚胺的代谢酶，铁缺乏会导致单胺氧化酶活性降低,进而导致多巴胺、5-羟色胺等神经递质代谢紊乱,出现抽动障碍表现。

铅是对人体有害的重金属,血铅含量过高会降低儿童免疫力,同时会影响大脑皮质和小脑的发育,最终导致神经-免疫-内分泌紊乱,引起抽动障碍的发生和加重。

26. 抽动障碍与维生素缺乏有关吗?

有不少研究报道,抽动障碍儿童存在维生素尤其是维生素 A 和 D 的缺乏。抽动障碍儿童血清中维生素 D 的水平明显低于健康儿童;另外,维生素 A 和维生素 D 在中重度抽动障碍儿童组的含量明显低于轻度组及健康对照组,这就说明维生素 A 和维生素 D 的水平与抽动症状的严重程度密切相关 其水平越低,患儿的抽动症状越严重。另有研究表明,维生素 D 的水平与抽动障碍的临床类型相关,与短暂性抽动和慢性抽动患儿相比,Tourette 综合征患儿血清中维生素 D 的水平明显降低,而维生素 A 的水平在不同临床分型的抽动障碍儿童血清中无明显差异。有学者对慢性抽动障碍的患儿及健康儿童进行为期 3 个月的维生素 D 制剂补充,结果显示,慢性抽动障碍儿童血清中 25-羟维生素 D 水平显著升高,抽动症状得到显著改善,证明补充维生素 D 可作为改善慢性抽动障碍症状的有效方法。但有关抽动障碍儿童维生素 D 干预方案的相关研究较少,补充干预的剂量、治疗疗程等尚无明确的参考标准。

维生素 A 或 D 通过什么机制参与抽动障碍的发生发展

呢？维生素 A 对脑内中枢神经系统的建立和脑内神经递质形成起到至关重要的作用。有学者将维生素 A 称之为"抗炎维生素"，是指维生素 A 能够缓解自身免疫和炎症反应、从而有助于维持免疫系统稳态。维生素 D 除了可以通过调节酪氨酸羟化酶的表达，影响多巴胺、肾上腺素和去甲肾上腺素合成，还是潜在的免疫活性调节剂，发挥神经保护作用。维生素 A 和 D 的这些功能可能与抽动障碍存在关联，但其中具体机制有待进一步研究。

27. 抽动障碍与神经递质有什么关系？

虽然抽动障碍确切的病理机制尚不明确，但多数学者认为其发病与多种神经递质失衡有关，其中主要与单胺类神经递质有关。多巴胺、去甲肾上腺素和 5- 羟色胺是人体中枢神经系统中主要的单胺类神经递质。

多巴胺是神经系统中重要的兴奋性神经递质，有学说认为抽动障碍儿童突触后多巴胺受体存在超敏状态，因此导致了多巴胺代偿性过度释放，引起大脑皮质运动区兴奋或去抑制，进而产生抽动障碍症状；采用氟哌啶醇、匹莫齐特等多巴胺受体拮抗剂可减轻抽动障碍症状。

多巴胺经过多巴胺 β- 羟化酶（DβH）的催化转化为去甲肾上腺素。有研究发现抽动障碍儿童脑脊液中去甲肾上腺素的代谢产物 3- 甲氧基 -4- 羟基苯乙二醇（MHPG）水平也偏高，而给予抑制中枢去甲肾上腺素能活性的药物（如可乐定、苯胺咪唑啉等）可减轻抽动障碍症状发作；临床研究发现很多抽动障碍儿童在应激状态下抽动障碍症状会加重，而人体在应激状态下去甲肾上腺素和肾上腺素会增高，这从另一方面反映了抽动障碍与去甲肾上腺素相关。

5- 羟色胺是中枢神经系统中重要的抑制性神经递质，由色氨酸在色氨酸羟化酶、5- 羟色胺酸脱羧酶的催化作用下生成，有研究报道抽动障碍儿童的血浆色氨酸水平明显偏低，脑脊液中 5- 羟色胺的主要代谢物 5- 羟吲哚乙酸也明显偏低，可能与 5- 羟色胺生成相关的酶合成过多有关，临床研究显示 5- 羟色胺的再摄取抑制剂氯米帕明治疗抽动障碍伴有强迫症的患儿疗效明显。

也有研究表明，抽动障碍儿童苍白球等部位谷氨酸水平增高，双侧纹状体、苍白球、丘脑等部位 γ- 氨基丁酸功能降低，组胺系统功能失调。此外，胆碱类递质、内啡肽、催乳素等代谢异常也可导致抽动障碍的发生。

28. 抽动障碍儿童大脑结构有异常吗？

近年来，随着神经影像学技术的发展，越来越多的研究证明，抽动障碍儿童大脑存在异常的神经解剖结构，其病变部位主要集中在基底神经节、额叶皮质和边缘系统等部位，涉及皮质 - 纹状体 - 丘脑 - 皮质环路。

基底神经节主要由尾状核、壳核、苍白球、丘脑、黑质等核团组成，主要参与运动、行为、认知、情感等环路调节。国外磁共振相关研究发现，抽动障碍儿童尾状核、苍白球体积偏小，苍白球内部神经元总数增加，而苍白球外部和尾状核

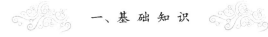

内却减少；廖凯兵等对 31 例多发性抽动障碍儿童的大脑进行 MRI 扫描，也发现多发性抽动障碍儿童双侧尾状核和苍白球体积较正常对照组小；功能磁共振成像（fMRI）研究显示，抽动障碍儿童基底神经节神经元活性降低，前额叶、顶叶、颞叶活性增加；虽然各学者研究方法不同，结果有差异，但目前多数学者认为基底神经节结构异常可能是抽动障碍儿童心理和行为异常的潜在病因之一。

29. 抽动障碍儿童是否存在神经发育障碍？

研究发现抽动障碍儿童脑的总体积小于正常儿童，前额叶和顶叶皮质相对较小。一项成人 Tourette 综合征的研究表明，前额叶皮质厚度与抽动的严重程度呈负相关，即患者前额叶皮质越薄，抽动症状越严重。关于基底节 - 小脑 - 丘脑 - 皮质通路和脑网络功能的研究提示，Tourette 综合征患者的基底神经节 - 丘脑 - 皮质回路的连通性和功能整合增强，兴奋性神经传导占优势，大脑成熟延迟。Miller 等发现抽动障碍儿童存在胼胝体、海马、丘脑发育异常；Marsh 等研究显示，随年龄的增长，正常对照组腹侧、中间额前皮质活动逐渐减弱，右下侧额前皮质功能活动逐渐增强，但抽动障碍儿童并未发现此规律。这些研究提示抽动障碍的发病与基底神经节和前额叶皮质等部位发育异常有关。

30. 抽动障碍诱发因素有哪些？

感染、心理及学习因素是抽动障碍的主要诱发因素；另外，家庭因素、社会因素、饮食因素、药物因素也会诱导抽动症状的发生。临床上经常见到抽动障碍儿童经过治疗，症状缓解了或者消失了，但由于感冒或者近期精神压力大导致症状加重甚至复现。研究表明，抽动障碍与免疫系统对病原体的免疫应答过于活跃有关。比如，机体感染 A 型链球菌会间接导致基底神经节抗体增多，就有可能诱发抽动症状。另外，患儿的个人愿望被压抑或出现强烈抵抗情绪时也会诱发抽动症状，并且几乎所有患儿遇到精神压力时抽动症状都会加重。因此，提高患儿的免疫力，减少感染概率，及时疏解患儿不良情绪等有助于患儿早日康复。

31. 儿童抽动障碍可以治愈吗？

抽动障碍是一种与遗传因素、环境因素相关的神经发育障碍性疾病，多数患儿经过治疗症状可缓解，但临床复发率高，症状容易反复。有研究表明，2/3 的患者经过治疗，至成年期后其抽动障碍症状会完全缓解或明显改善，但也有部分患者会持续终身。

32. 影响儿童抽动障碍预后的因素有哪些？

抽动障碍以前被认为是一种终身性疾病，但近年研究表明本病受遗传、环境等多方面影响，多数患儿经过治疗症状可缓解,预后相对良好。抽动障碍儿童到成年期一般有3种结局:①近半数患者病情完全缓解;②30%~50%的患者病情减轻;③5%~10%的患者一直迁延至成年或终身,病情无变化或加重,可因抽动障碍症状或共患病而影响患者生活质量。抽动障碍儿童的预后与是否合并共患病、是否有精神或神经疾病家族史及抽动严重程度等危险因素有关。

有研究表明,10岁之前起病的抽动障碍儿童有80%到青春期症状会明显缓解或减轻,尽管部分患儿成年后仍有抽动障碍症状,但其抽动强度和频率多会降低,不会影响社会交往和正常工作。经过盐酸硫必利、阿立哌唑等抗抽动障碍药物足量规范治疗1年以上无效,病程迁延不愈,属于难治性抽动障碍,预后较差。有部分患儿共患多种神经精神疾病或有明确神经精神疾病家族史,治疗效果往往不好,预后欠佳。

另外,抽动障碍经过正确的诊断和药物治疗后,大多数症状可改善或完全缓解,但需要持续服药治疗1~2年,但很多家长及患儿用药依从性差,过早停药或用量不当、药物种类更换过快等都可能造成病情反复或症状恶化,进而影响预后。

33. 儿童抽动障碍与成人抽动障碍有什么不同?

儿童抽动障碍处于抽动障碍发病早期,多数患儿症状较轻且比较单纯,仅以抽动为主要表现,共患病较少;多数为短暂性抽动,病程较短,经非药物疗法或药物治疗多可控制,部分患儿也可自愈。

成人抽动障碍病程长,病因复杂,单纯药物治疗多数效果不佳,必要时可进行有创性治疗,如深部脑刺激、手术等治疗。

(三)抽动障碍常用评估量表

客观、可量化的评估量表可以准确反映抽动障碍儿童病情的严重程度和疗效的好坏。抽动障碍的病情严重程度常分为轻度、中度和重度,轻度是指症状轻微,不影响生活、学习或社交活动;中度指抽动症状重,但对生活、学习等影响较小;重度是指抽动症状重,并明显影响患儿的生活、学习、社交活动等。常用于儿童抽动障碍病情严重程度评估的量表有抽动秽语综合征量表和耶鲁综合抽动严重程度量表,后者在国内应用较多,主要用于评估抽动严重程度和疗效判定。

1. 抽动秽语综合征量表

抽动秽语综合征量表(TSGS)是一个评估抽动障碍症状和社会功能的多维量表,其中抽动方面主要包括 4 个单维量表:①简单运动性抽动;②复杂运动性抽动;③简单发声性抽动;④复杂发声性抽动。每个单维量表用于评估抽动的频率(分为 0~5 级)和干扰的程度(分为 1~5 级),对每一类抽

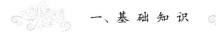

动,其频率分和干扰分是多样的,最后要合计成一个总分。社会功能方面主要包括 3 个单维量表:①行为问题;②运动不宁;③学习和工作情况。社会维度由 0(无损害)~25(严重损害)个连续等级分组成。

2. 耶鲁综合抽动严重程度量表

耶鲁综合抽动严重程度量表(YGTSS)由美国耶鲁大学 Leckman 等编制,用于评估抽动的严重程度。YGTSS 是一个半定式访谈工具,分为 3 个部分。第 1 部分为问诊条目,包括运动性抽动和发声性抽动的主要部分和方式;第二部分分别评估运动性抽动和发声性抽动的数量、频度、强度、复杂性、对正常行为的干扰 5 个方面,每项按照 0~5 分 6 级评分,得分越高越严重;第 3 部分评估抽动障碍所导致的损害,按 10~50 分评分,加入抽动分中,最后得出量表总分。抽动严重程度判断标准:< 25 分属轻度;25~50 分属中度;> 50 分属重度。疗效判断标准:减分率> 60% 为显效;减分率在 30%~60% 为好转;减分率< 30% 为无效。

(四)抽动障碍的诊断

1. 抽动障碍的诊断标准是什么?

根据临床特点和病程长短,抽动障碍可分为短暂性抽动障碍、慢性抽动障碍和 Tourette 综合征 3 种类型。其诊断标准依据《国际疾病分类(第10版)》(ICD-10)、美国《精神障碍诊断与统计手册(第5版)》(DSM-5)和《中国精神障碍分类与诊断标准(第3版)》(CCMD-3)。目前国内外多数学者倾向于采用DSM-5的诊断标准,具体如下。

(1)短暂性抽动障碍:①1种或多种运动性抽动和/或发声性抽动;②病程短于1年;③18岁以前起病;④排除某些药物或内科疾病所致;⑤不符合慢性抽动障碍或Tourette综合征的诊断标准。

(2)慢性抽动障碍:①1种或多种运动性抽动或发声性抽动,病程中只有1种抽动形式出现;②首发抽动以来,抽动的频率可以增多或减少,病程在1年以上;③18岁以前起病;④排除某些药物或内科疾病所致;⑤不符合Tourette综合征的诊断标准。

(3)Tourette综合征:①具有多种运动性抽动及1种或多种发声性抽动,但两者不一定同时出现;②首发抽动后,抽动的频率可以增多或减少,病程在1年以上;③18岁以前起病;④排除某些药物或内科疾病所致。

2. 抽动障碍需要与哪些疾病相鉴别?

临床上某些不自主抽动的疾病与抽动障碍的症状类似,这些疾病主要与基底神经节变性相关。此外,抽动障碍也常容易被误诊为其他器官的疾病,如眨眼睛被误诊为沙眼,耸鼻子被误诊为鼻炎等。因此,现将临床常见需要与抽动障碍相鉴别的疾病及其鉴别要点列举如下。

（1）风湿性舞蹈症：本病也可以出现皱眉、耸额、闭眼、缩颈及耸肩等动作，但患者一般不会自主发声或秽语，而常伴有风湿热的其他表现，可合并风湿性心脏病，实验室检查可见链球菌感染证据，抗风湿及激素治疗有效。

（2）亨廷顿舞蹈症：本病患者的发病年龄多在 25~40 岁，青少年发病少见；而抽动障碍发病多在 2~21 岁。本病患者影像学检查可见脑萎缩、脑代谢异常等，而抽动障碍一般无影像学异常。本病患者多有舞蹈病家族史，基因检查可明确诊断。

（3）癫痫：本病与抽动障碍的鉴别要点为：①抽动障碍具有一定的发展规律，多从头面部开始，呈波浪式进展，逐渐发展至颈、肩、四肢及全身。而癫痫在同一患儿身上发作形式比较固定，且抽搐发作次数远较抽动障碍少。②抽动障碍的症状能够受意志控制一段时间，而癫痫发作为突发突止，不能用意志控制。③抽动障碍虽然也可有脑电图异常，但多无特异性，一般没有痫样放电，而癫痫发作时脑电图表现为痫样放电。④硫必利等药物治疗抽动障碍有效，部分抗癫痫药物也能控制抽动障碍的抽动症状，但癫痫只能用抗癫痫药物治疗。

（4）肝豆状核变性：本病常伴有不同程度的肝损害症状，可见黄疸、肝大、腹水等肝病症状；颅脑 CT 或 MRI 检查可见基底神经节异常病变；实验室检查可见肝功能损害，测定血浆铜蓝蛋白、血铜、尿铜及裂隙灯检查眼角膜 K-F 环，有特异性诊断价值。

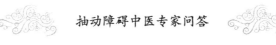

（5）沙眼：沙眼是由沙眼衣原体引起的一种慢性传染性结膜角膜炎，因其在睑结膜表面形成粗糙不平的外观，形似沙粒，故名沙眼。本病临床表现有眼部摩擦感或畏光等，导致患儿出现眨眼症状，与抽动患儿早期发病的不自主眨眼类似；临床可通过检查睑结膜鉴别，沙眼患者眼睛上穹隆部或上睑结膜多有充血、血管模糊、乳头增生、滤泡形成等表现。当怀疑沙眼并经正规治疗1个月以上仍有不自主眨眼，同时有其他新的抽动症状出现时应该考虑抽动障碍可能。

（6）咽炎：发声性抽动患儿常出现"吭吭声""哼哼声"干咳、清嗓子等类似咽炎的症状，故两者需要鉴别。咽炎由于咽腔黏膜炎性分泌物增加，咽喉壁滤泡增生，临床会出现清嗓、干咳、吐痰等表现，咽部检查可看到咽部充血、咽喉壁鹅卵石样滤泡增生或扁桃体肿大等体征，抗感染治疗有效。而抽动障碍表现出的发声音调比较高亢、响亮，且反复发作、长期不愈，并常伴有眼、鼻等部位的抽动，咽部检查一般无明显异常，抗感染治疗无效。

需要注意的是，儿童抽动障碍也常和结膜炎、咽炎、鼻炎等眼科、耳鼻喉科疾病合并出现，临床医师需要根据患儿情况综合考虑，制订合适的治疗方案。

（7）注意缺陷多动障碍：注意缺陷多动障碍又称为多动症，临床主要表现为与其年龄不相称的注意力不集中、多动、冲动综合征；而抽动障碍是以局部或多个肌群的快速、刻板和重复的抽动为主要表现，抽动障碍儿童也常共患多动症。

3. 儿童抽动障碍和多动症如何鉴别？

儿童抽动障碍和多动症都归属于儿童神经发育障碍类疾病，但是临床表现和诊断不同。抽动障碍是一种不自主的、反复快速的1个或多个部位运动抽动和/或发声抽动为主要特征的一组综合征。抽动障碍症状常从头面部开始（常表现为眨眼、挤眼、皱眉、吸鼻子、耸鼻子、歪嘴、噘嘴、张口等），逐渐发展到颈肩部（摇头、仰颈、伸脖、耸肩、歪头、甩头等），最后波及躯干及四肢（挺胸、弯腰、鼓肚子、扭动躯干、四肢抖动或甩动、拍手等），有的还伴有发声性抽动形式（咳嗽、清嗓子、吸鼻声、发吭声、发哼声、发啊声、发嗯声、大声吼叫、鸡叫声、怪叫、秽语、重复性语言、模仿性语言等）。抽动障碍症状时轻时重，呈波浪式进展，间或静止一段时间，也可以由于某些诱因而加重。抽动形式也不固定，新的抽动形式可以代替旧的，或在原有基础上出现新的抽动形式，抽动可以有意图地停止一定的时间，但是，是一种不能抵抗的不随意运动。

儿童多动症主要表现为与年龄不相称的注意力缺陷、多动、冲动和学习困难，患儿有时故作怪相及大声叫喊，但仍以三个核心症状为主。比如患儿表现为被动注意力增强、主动注意力减弱，很难自己完成作业或者任务，在多种场合不能安静地坐在座位上，小动作多，像安装了马达一样一刻不停歇，性格冲动、任性，不懂游戏规则等，常常闯祸而不自知，内心脆弱等。

必须要知道的是，约半数抽动障碍儿童可伴多动症，加上这两个名字类似，故两者易混淆，应根据主要表现加以鉴别。抽动障碍是以肌群抽动为主要表现，多动症绝无抽动表现，两者是两种不同的疾病。

4. 抽动障碍为什么要做脑电图检查?

脑电图作为神经系统最重要的辅助诊断方法之一，对脑功能的异常敏感性高，具有安全、无痛、无创性的特点，可重复进行，在鉴别癫痫发作、判断脑功能及随访追踪病例方面有独特的优势。目前越来越多的研究发现抽动障碍儿童伴有脑电图异常，多表现为背景异常，极少数伴有痫性放电。大量研究发现抽动障碍患者癫痫发生率增高，而癫痫患儿共患抽动障碍的发生率较普通人群增高。所以在临床上常规检查脑电图主要是为了鉴别诊断，及时发现抽动障碍儿童是否存在不同程度的脑电图异常，准确诊断，更好地与癫痫鉴别。

另外，抽动障碍的临床表现及发作形式与一些特殊发作类型的癫痫，尤其是肌阵挛发作癫痫非常相似，比如有的孩子表现为甩手、耸肩等，容易误诊。这个时候为了鉴别，需要做脑电图检查，最好是做长程脑电图监测，若脑电图出现不与抽动同步出现的癫痫性放电，应予以排除肌阵挛发作癫痫。而且随着抽动病情程度的加重，脑电异常率亦增高，但脑电异常改变并无特异性表现，因此脑电图用于临床评估和诊断抽动障碍尚未定论。

对于癫痫共患抽动障碍或抽动障碍共患癫痫的患儿，脑电图检查可以鉴别发作表现到底为抽动障碍症状还是痫性发作，对其治疗方案的制订和调整具有非常重要的意义。而视频脑电图是鉴别抽动障碍和痫性发作的关键检查，尤其是发作期脑电图是否有同步的相对应形式的痫性放电，是确诊或排除痫性发作癫痫的主要依据。所以，临床上对于常规治疗抽动障碍效果不佳的病例，有条件者可以做动态脑电图监测。

5. 抽动障碍为什么要做过敏原检查？

过敏，医学上又称为变态反应，描述具有过敏体质的人群通过机体的免疫系统对周围环境（或自身成分）产生的超强的免疫应答，即各种类型的急性或慢性炎症反应。过敏反应趋向于发生在有特殊过敏体质的人群，即医学上所称的特应性人群。什么叫特应性呢？这个不是一种疾病，它指的是与生俱来的、易患过敏性疾病的一种体质，但不是每一个有这种体质的人就一定患有过敏性疾病，但这些人都有患过敏性疾病的倾向和易感性。

过敏性疾病是儿童最常见的慢性疾病，包括湿疹、过敏性结膜炎、过敏性鼻炎、支气管哮喘、食物过敏等，这些已被证实可增加神经精神障碍的风险，比如多动症、抽动障碍、孤独症、对立违抗障碍、强迫症等。过敏性疾病临床表现多为眼痒、流泪、鼻痒、咽痒、流涕、喷嚏、咳嗽、腹泻、呕吐、湿疹等。多数抽动障碍儿童，尤其以眨眼、吸鼻子、清嗓子等为首发症状者，常会出现类似过敏性疾病的临床表现，首诊常误诊为过敏性结膜炎、过敏性鼻炎、咽炎等。而且有的抽动障碍儿童以春夏季节发病或加重较多，给予抗过敏药物治疗后症状可以缓解，这很符合变态反应的特点，有时候会误诊。但也有专家学者指出或许过敏是导致抽动障碍的一个重要原因，有些抽动障碍儿童抗过敏治疗或者回避食用致敏食物，其抽动障碍的症状也会随着治疗或回避致敏食物的延长逐渐好转，甚至部分患者可完全缓解。因此，对于抽动障碍儿童需要做过敏性相关疾病检查。

6. 抽动障碍为什么要做抗链球菌溶血素 O 试验和红细胞沉降率检查？

临床研究发现抽动障碍与 A 组 β- 溶血性链球菌感染关系密切，感染这种细菌会导致抽动障碍症状的发生、加重或复发。溶血性链球菌的感染会引起抗链球菌溶血素 O 试验阳性（简称抗 O 试验）、红细胞沉降率（简称血沉）升高 另外，做这两项检查还为了和风湿性舞蹈症相鉴别。

风湿性舞蹈症又称为小舞蹈症、感染性舞蹈症，其特征性的舞蹈样动作易与抽动障碍儿童所表现的运动性抽动症状相混淆，且风湿性舞蹈症也可出现皱眉、耸额、闭眼、缩颈及耸肩等动作，故两者需加以鉴别。

风湿性舞蹈症多发生于 A 组 β 溶血性链球菌感染后，病变主要累及尾状核、丘脑下核神经元，是一种可逆性炎性病变。此病多发生在 5~15 岁儿童，女性多于男性。通常呈亚急性起病，早期常有不安宁、易激动、进攻性冲动、注意力不集中等表现，随着不自主运动日趋明显而引起注意，继而出现典型的"舞蹈"样动作，肢体呈不自主、不规则地快速运动，四肢动作较多，以肢体远端为著，多涉及面部（似做鬼脸状），能够波及全身，动作幅度相对较大；可伴构音不全及咽下困难，但不会出现不自主发声或秽语；精细动作不能完成，常不能持物及解钮结扣；可出现肌张力降低和肌无力，从而导致特征性旋前肌征（即当患儿举臂过头时，手掌旋前，当手臂前伸时而呈腕屈、掌指关节过伸，称为舞蹈病手姿）。舞蹈样动作出现时可影响正常动作及日常生活，如为上肢异常动作则影响写字，进食时不能持碗、执筷。辅助检查方面：咽拭子培养可得 A 组 β 溶血性链球菌。血常规检查可见白细胞增加，红细胞沉降率增快，C- 反应蛋白增高，抗链球菌溶血素 O（ASO）升高，血清抗链激酶增加，血清黏蛋白增多等。因此，抽动障碍儿童需要做抗链球菌溶血素 O 试验和红细胞沉降率检查。

7. 抽动障碍为什么要做铜蓝蛋白检查?

抽动障碍儿童做铜蓝蛋白检查是为了和肝豆状核变性这个疾病相鉴别。肝豆状核变性又称威尔逊病（Wilson disease），是常染色体隐性遗传病，血清铜蓝蛋白和血清铜减少及尿铜增加为其代谢障碍特点。基因突变导致铜代谢障碍，致使大量铜在肝、脑、角膜、肾等组织沉积，由此引起多样化临床症状。临床上主要表现为进行性加重的锥体外系症状、肝硬化、精神症状、肾功能损害及角膜色素环（K-F环）。锥体外系症状可见手足舞蹈样动作，肌张力不全改变，精细动作（吃饭、穿衣、写字）困难及帕金森样症状等。精神行为改变方面，易有情绪不稳、易冲动、注意力不集中、思维缓慢、学习困难等。其中 10 岁以下起病者多以肝脏损害为首发症状，10 岁以上以神经系统损害居多。少数患儿以精神症状、肾损害、急性溶血性贫血、骨关节畸形等为首发症状。神经精神症状可以是首发症状，但多在肝脏损害症状数月或数年以后才出现。

8. 抽动障碍需要做影像学检查吗？

头颅 CT、MRI 等影像学检查对抽动障碍的价值不在于诊断，而在于排除脑部其他器质性病变，起到鉴别诊断作用。有影像学研究表明，抽动障碍儿童存在脑结构的异常改变，但由于此类研究较少，相关结论尚待进一步验证。临床上绝大多数患儿影像学检查并无异常发现，对抽动障碍的诊断无特殊价值，加之检查费用较高，其中 CT 扫描存在辐射，家长接受度较低，因此，影像学检查并不作为抽动障碍的常规检查。

9. 经常眨眼是抽动障碍吗？

抽动障碍早期多表现为不自主眨眼，首先多至眼科就诊而被误诊为角膜炎、结膜炎、近视等，对于只有眨眼表现，

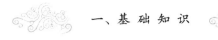

最常见的是病毒、细菌、衣原体等感染所致,比如角膜炎、结膜炎。

角膜炎、结膜炎的发生和病变严重程度多与环境卫生、生活条件及个人生活习惯密切相关。角膜炎、结膜炎往往起病缓慢,在不知不觉中发生,病变首先侵犯上睑结膜上缘,然后波及两眦部睑结膜,表现为眼部有摩擦感或畏光等,进而出现眨眼症状。角膜、结膜发生病变时有眼部疼痛感。重症出现不同程度的视力障碍。当角膜炎、结膜炎经过正规治疗 1 个月以后,如果还是反复不自主眨眼应该考虑到抽动障碍的可能。

经常眨眼的孩子还需要注意鉴别以下几种疾病:

(1)先天性眼睑内翻和倒睫:部分孩子因为先天性的眼睑内翻,睫毛倒伏在眼球表面,刺激角膜引起频繁眨眼和流泪。

(2)眼睛疲劳性眨眼:比如屈光不正,主要是远视、近视、散光未矫正引起眼睛疲劳引起,通过眨眼调整眼睛球曲率,使视觉清晰。

(3)神经性眨眼:由于支配眼轮匝肌的神经纤维受到刺激后,频繁收缩所致。

(4)习惯性眨眼:有的孩子有上述原因导致频繁眨眼,通过治疗,去除病因后,仍然保留频繁眨眼的习惯,还有的孩子喜欢模仿他人眨眼,结果形成了习惯性的眨眼频繁。

总之,引起眨眼的原因很多,治疗不同,家长一旦发现孩子频繁眨眼,应该及时就医,寻找原因,及早治疗,一般预后良好。

10. 经常吸鼻是抽动障碍吗？

吸鼻是比较常见的抽动障碍首发症状，但是需要和过敏性鼻炎相鉴别。过敏性鼻炎多有鼻痒、打喷嚏、流涕，多与冷空气刺激有关，反复发作，冬春季节冷暖交替的时候发作或加重，经抗过敏治疗一段时间有效。需要注意的是抽动障碍除了吸鼻症状之外，还会有眨眼、噘嘴、歪嘴，或者伴有其他的运动性抽动形式，比如颈、肩、躯干及四肢肌肉的收缩运动，表现为摇头、耸肩、甩手、举臂、踢腿、收腹动作等；或伴有不同程度的发声性抽动形式，累及呼吸肌、咽肌、喉肌、口腔肌和鼻肌的抽动，这些部位的肌肉收缩通过鼻、口腔和咽喉的气流产生发声，表现为发出吸鼻声、清嗓声、尖叫声、犬吠声、秽语。

因此，经常吸鼻，需要警惕抽动障碍，但是也要注意和过敏性鼻炎鉴别。

11. 咽炎和抽动障碍有什么不同？

咽炎是咽部黏膜、黏膜下组织炎症，有干咳、清嗓子及"吭吭"声等，易与抽动障碍发声性抽动混淆，但可以从发作性质上加以鉴别。

抽动障碍所发出的"吭吭"声，比较高亢、响亮，认真分辨其声音有故意放大的感觉，能够意志上控制发作，转移注意力后、睡眠后消失，且反复发作、长期不愈，同时伴眨眼、吸鼻子、噘嘴、歪嘴、摇头、耸肩、甩手等其他运动性抽动障碍症状，咽部检查无异常，抗感染等治疗无效；而咽炎是由于炎性分泌物增加及咽后壁滤泡增生，患儿自觉咽部有异物感，想用力清除掉，由此出现"吭吭"清嗓声及干咳声，有时还可咳出痰样黏液分泌物，咽部检查可见咽部充血、咽后壁多见鹅卵石样滤泡增生或扁桃体肿大，急性期有发热、咽痛等症状，多由于病毒或者细菌感染所致，经抗感染或对症治疗有效。

12. 长期咳嗽会是抽动障碍吗？

儿童慢性咳嗽是指以咳嗽为唯一表现或主要症状，持续 4 周以上且胸部 X 线检查无明显异常者，引发儿童慢性咳嗽的病因复杂，前三位病因依次为咳嗽变异性哮喘、上气道咳嗽综合征、感染后咳嗽。抽动障碍抽动形式表现多样，如果突出或者单纯表现为咳嗽或者清嗓子时，易造成漏诊，或误诊为慢性咳嗽、过敏性咳嗽、咳嗽变异性哮喘等。由于误诊患儿常被建议做多种检查，并且使用抗生素、止咳药、抗组胺药、孟鲁司特钠、支气管扩张剂及激素治疗效果欠佳，不仅造成治疗资源极大浪费，而且给患儿身心造成极大伤害。

对于原因不明、久治不愈的干咳应注意排除抽动障碍的可能。平时留意患儿的咳嗽情况，尤其是夜间咳嗽情况，咳嗽症状是否睡眠时消失，激动或者压力大的时候加剧，慢性咳嗽有其相应的特点及规律，睡眠时消失者罕见。抽动障碍的咳嗽，常常短而响亮，有故意放大的感觉，干咳为主，并非真正咳嗽，常常有表演性质，可以在短时内受意志控制而没有痛苦感。而其他疾病的慢性咳嗽，一般难以忍受，刻意忍受是痛苦的。注意观察患儿面部表情，是否伴有其他头面部的抽动形式，比如眨眼、吸鼻子、歪嘴、噘嘴、张口、摇头、耸肩、甩手、挺腹等。注意观察患儿是否还有其他形式的发声性抽动，表现为吸鼻声、尖叫声、犬吠声、咕噜声、吹口哨声、鸟叫声，或有复杂发声如模仿语言、重复语言、秽语等。慢性咳嗽经抗感染、抗过敏、抗炎、支气管扩张剂等正规治疗有效，而抽动障碍的咳嗽经上述治疗无效。

在儿童慢性咳嗽尤其是难治性的慢性咳嗽，应该注意与抽动障碍相鉴别。

二、调 理 攻 略

（一）家庭管理

1. 儿童抽动障碍与家庭氛围有什么关系？

儿童的成长发育不仅受到先天遗传因素影响，后天生活环境的影响也不可忽视。对于儿童青少年来说，家庭情绪气氛融洽，孩子安全感强，有利于心理发展，发生儿童行为问题的概率也就越低。反之，儿童在充满矛盾而又缺乏亲情交流的环境中成长，将会产生惊恐不安、精神高度紧张、自卑、消极等心理状况，发生儿童行为问题的概率也就越高。

有研究报道，抽动障碍儿童家庭矛盾较多，而亲密度、娱乐性较低，表明抽动障碍儿童家庭成员之间公开表露愤怒、攻击和矛盾的程度较高，而相互承诺、帮助和支持的程度低，且对政治、社会、智力和文化活动及参与社交和娱乐性活动的兴趣较小。家庭环境不和谐，压抑沉闷，冲突多，缺乏娱乐、情感交流等可能与抽动障碍的发生发展与预后有关。另外，抽动障碍儿童家庭成员之间缺乏亲切的情感联结，尤其是亲子之间缺乏情感交流。家庭成员之间交流的方式通常是说理式、外交谈判式或指责式，患儿家庭内部呈现为不良亲密关系与沟通互动方式，让患儿处于紧张、焦虑的负性情绪中。有国外学者认为，长期压抑、紧张的家庭氛围，可导致下丘脑 - 垂体 - 肾上腺轴的压力相关激素水平升高，提高了大脑皮质运动的兴奋性，从而使大脑运动控制紊乱，导致抽动障碍症状被诱发。

2. 什么样的家庭环境有助于儿童抽动障碍的康复？

首先，不要打骂孩子。作为家长，要改变用攻击表达愤怒的方式，应该给予患儿更多的关心，要理解孩子，不能随便责怪或者是打骂孩子。因为越责怪他们，他们就会越感到紧张，就会变得越来越胆小自卑，不利于病情的康复。

其次，创造多元宽容的家庭环境。创造能直接表达、分享情感的空间，以容纳不同价值观的存在。尤其需要通过改善家庭成员相互承诺、帮助和支持的程度，努力给患儿创造一个温馨舒适、平静和谐的氛围，尽量帮助孩子排除紧张感和恐惧感。

另外，要多鼓励孩子。对于病情较为严重的抽动障碍儿童，家长应该帮助孩子认识该疾病，要适当鼓励和表扬孩子，使他们产生自信，及时疏导孩子的心理问题，引导其合理宣泄情绪。

最后，多参加户外活动。经常带孩子参加一些有趣的娱乐活动，转移其注意力，也可以适当地参加一些体育活动，帮助孩子增强身体的免疫力，使孩子放松心情，振作精神。

3. 家长过分严厉会导致孩子发生抽动障碍吗?

父母的养育方式与抽动障碍的发生有密切联系。抽动障碍儿童的父母倾向于高惩罚、严厉、过于拒绝、否认与过分干涉和保护。父母的惩罚、严厉导致了儿童恐惧不安,产生压抑和自卑感。父母的过多拒绝、否认使儿童缺乏信心、没有主见、容易产生紧张情绪。这种矛盾的养育方式,使儿童产生了不良的心理应激和心理冲突,长期的不良刺激会成为抽动障碍发病的促发因素。

4. 抽动障碍儿童可以吃西式快餐吗?

儿童的饮食习惯与抽动障碍关系较为紧密。已有不少研究表明,西式快餐与抽动障碍症状严重程度有关。西式快餐中以油炸和烘烤的淀粉类食品较为常见,如炸薯条、炸鸡翅、烤玉米等,在120℃以上温度烹调时易产生丙烯酰胺。丙烯酰胺进入体内后,其神经毒性作用可引起中枢、周围神经末梢退行性改变,可产生共济失调、肌无力、肢体麻木等症状,并影响学习、记忆、认知等功能。丙烯酰胺通过破坏突触结构的可塑性,使神经递质的传递发生障碍,最终导致神经行为异常。而烧烤过程可产生多环芳烃类物质——苯并芘,这种物质具有亲脂性,可透过血脑屏障,也可通过嗅神经直接进入颅内,其神经毒性可诱导神经元凋亡,从而引起神经行为异常,损害学习记忆功能。因此,抽动障碍儿童应尽量避免食用油炸、烘烤类西式快餐。

5. 抽动障碍儿童可以吃膨化食品吗?

膨化食品不仅是抽动障碍发病的危险因素,也可加重抽动障碍的症状。膨化食品的加工过程一般为谷物、薯类食品在含铅等重金属的管道内经高温烘烤。除了可能形成丙烯酰胺外,管道中的铅在高温下气化后作为一种亲神经性毒物,可透过血脑屏障,广泛作用于中枢神经系统,影响正常脑功能。与此同时,铝是膨化食品中必备的膨化剂之一,其并非人体所必需的微量元素。长期食用含有铝的食品,可干扰机体正常代谢,导致神经元变性坏死,引起学习记忆、认知功能障碍。

6. 过敏体质的抽动障碍儿童饮食要注意什么?

自身免疫反应可能是抽动障碍的发病机制之一。抽动障碍儿童更易共患支气管哮喘、湿疹、过敏性鼻炎、过敏性结膜炎等一系列过敏性疾病。有学者研究发现,抽动障碍儿童易对牛奶、巧克力、海鲜、淡水鱼、蛋类等过敏,主动避免或减少此类过敏原的接触可减轻抽动障碍症状。另外,目前的海产品常受重金属污染,人工养殖的海产品中常含有激素等化学药物,可能影响抽动障碍的发生与发展。因此,过敏体质的抽动障碍儿童应该了解自身对哪些食物过敏,并主动避免进食这些食物,以免诱发或加重抽动症状。

7. 抽动障碍儿童可以吃甜腻、辛辣食物吗?

甜食、碳酸饮料是儿童非常喜欢的食品,但当前的制作工艺使奶油、蛋糕等甜食和碳酸饮料中富含大量的甜味剂、防腐剂、色素等人工添加剂。研究显示,抽动障碍症状的严重程度与可乐、防腐剂、精白糖、甜味剂等食物的食用频率存在正相关。此外,食用辛辣食物时,体内可产生大量的内啡肽,而多巴胺、阿片类物质、咖啡因、兴奋性氨基酸等神经递质的分泌代谢异常可导致抽动障碍的发生。因此,抽动障碍儿童应减少进食甜腻、辛辣、碳酸饮料等食物。

8. 抽动障碍儿童应该养成什么样的生活习惯?

(1)养成良好的饮食习惯。饮食要多样化,以清淡而富有营养为第一目标。养成规律饮食并控制好用餐时间,每餐不宜超过 30 分钟。鼓励孩子自己进食,不要在两餐之间额外补充零食,减少进食分心,如看电视、讲故事、玩玩具等。营造快乐进食氛围,不威逼和哄骗,不强化冲突,鼓励玩食物性游戏,或带儿童到超市采购食品,或用趣味性名称称呼食品,激发其对食物的兴趣。要根据年龄和生长特点,对孩子的饮食有恰当期望,不强制吃完。家长要树立良好榜样,不挑食不偏食。对孩子进食中的不良行为,可以采用暂时隔离法或移开食品的冷处理方法。

(2)养成良好的睡眠习惯。要固定每天的作息时间,便于养成习惯,患儿要保证充足的睡眠时间。睡前不要使孩子过分紧张或过分兴奋,更不要采用粗暴强制吓唬的办法让孩子入睡。室内要保持安静,尽量不要开灯睡觉。

（3）要有适当的运动。适当运动对孩子的身体和心理健康极其重要。年龄小的孩子应从轻松、休闲型的运动开始,比如做家务、散步、玩游戏等,年龄大的孩子可以从事自己感兴趣的体育活动。鼓励团体性运动,家长要积极,这样不仅可以起到榜样的作用,也可以增加亲子感情。

（4）减少看电视、玩游戏、看手机的时间。过多使用电子产品是抽动障碍发生的重要原因。为避免孩子过分沉迷电子产品,家长可以增加孩子现实生活的精彩性;通过制定规则、奖罚分明等限制孩子使用电子产品的时间;增加亲子互动,保持与孩子的精神交流;以身作则,家长要严于律己,尽可能不要在孩子面前过多使用电子产品。

9. 抽动障碍儿童可能会有哪些情绪心理问题?

抽动障碍儿童在学习及交往中常常受到排斥和嘲笑,使其自尊心受到伤害,长期生活在这种环境中易形成自卑、抑郁、被动、孤僻及退缩等行为特征;同时更易缺乏社会责任感,把自己从社会中孤立,对生活缺乏应有的激情。

抽动严重的患儿其心理压力大,常有预期性担心、情绪烦躁不安、情绪低落。特别是有发声性抽动的孩子,上课时不自主发声,引起老师和同学的关注,甚至是耻笑,不得已休学。同时家长以为孩子是故意的坏毛病,经常责备孩子,

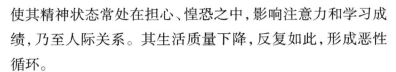

使其精神状态常处在担心、惶恐之中,影响注意力和学习成绩,乃至人际关系。其生活质量下降,反复如此,形成恶性循环。

值得注意的是,女孩性格更为内向,情感反应较强烈、鲜明,在抽动障碍儿童中女孩可能容易产生情绪问题。女孩在广泛性焦虑、学校恐惧和抑郁情绪方面远高于男孩,说明女孩的情绪障碍更为严重。

10. 抽动障碍对孩子社交有什么影响?

抽动障碍多发的年龄是儿童自我意识形成,从"自然人"向"社会人"发展的重要时期。儿童的社会交往和人际交往范围逐渐扩大,会产生一些高级的情感体验,如荣誉感、责任感等。许多孩子在患病之后感到自卑、焦虑和烦恼,导致自信下降和社交孤独感,害怕引起他人的注意,对他人有敌对情绪,对社会活动产生焦虑、畏惧的心理。

如果患儿得不到及时有效的治疗,特别是抽动得不到控制,会严重影响与同学、同伴的交往,产生自卑感、社会退缩、行为不成熟、社交障碍、口吃以及品行纪律问题,严重影响他们的社会交往和人际关系。

11. 抽动障碍儿童不愿与小朋友玩耍,家长该怎么办?

一般说来,大多数抽动障碍儿童是不会影响到和其他小朋友相处和玩耍的。但家长一定要多关心、多关注孩子每次与小朋友玩耍后的状态。首先要区分是疾病本身导致的不愿与其他小朋友玩耍，还是其他问题。

如果是由疾病本身所导致的孩子被别的小朋友嘲笑或者欺负，导致孩子不愿与小朋友玩耍的，要做好孩子的心理疏导工作。首先，告诉自己的孩子抽动障碍和感冒一样，是一种疾病，不需要自卑。坚持治疗，大多数孩子是能够治愈的。即使少部分患儿可能会一直延续到成人阶段还有症状，但仍然可以通过自己的努力，在其他方面获得成功，同样得到别人的尊敬。同时，无论别人如何对待自己，都应保持自己正确的待人之道，不应以牙还牙，以眼还眼，睚眦必报。如果孩子受到了不公正的对待，内心也会有很多愤怒等情绪，可以发泄，但不要长久沉迷于此，不能自拔。

还有，要多鼓励孩子去跟小朋友玩耍和交流。可告知自家孩子如果有其他孩子嘲笑他的时候，可以告知其他孩子，这本身是一种疾病，经过治疗可以得到控制；一个好的孩子不应该嘲笑别人身体上的问题。如果还不能解决问题，可以换个朋友圈，适度远离那些不太尊重别人的孩子。

12. 为什么抽动障碍儿童的父母容易焦虑？

抽动障碍儿童的父母容易焦虑，我们常见有如下一些情况。第一种，爱子心切，舐犊情深。就算是小小的感冒或者发烧这种疾病都不能接受，别说是抽动障碍了。看见孩子症状频出，根本无法接受。第二种，病情缠绵不愈，症状轮番出现。抽动障碍本身是慢性病，症状有可能反复发作，症状有多种多样。特别是经过一段时间治疗没有见到效果或者遇到感冒后复发的情况，都会诱发家长焦虑情绪。第三种，家长本身情绪就急躁，不能接受孩子抽动障碍症状，甚至责备埋怨孩子。第四种，抽动障碍长期用药和治疗，家长担心药物副作用，或者长期带着孩子治疗，给家庭经济和环境带来很多影响。以上几种情况都很容易造成患儿父母的焦虑情绪。

13. 抽动障碍儿童的父母该如何缓解自己的焦虑情绪?

患儿父母产生焦虑情绪很常见，一旦出现这种情绪一定要妥善对待，否则会对孩子的心理和疾病造成一定影响。

首先，正视自己的情绪，正视孩子的疾病。孩子生病，并不受主观控制，也不是不听家长话，家长也不可能通过命令来治愈抽动障碍。反而家长焦虑的情绪可能会使患儿疾病加重。

其次，尽可能多地通过书籍和专家讲座等方式去了解抽动障碍这个疾病。认识到疾病本身就是慢性的、易于反复的；治疗时间普遍较长，药物副作用也都在可接受范围。并且治疗方法多种多样，大多数患儿都能得到较好治疗，不需要过分担心。特别是一旦选择好治疗方法和治疗医生后，不要过于频繁更换医生和治疗方案，一定要坚持治疗。

最后，家长要注意自己情绪的疏导。家长也有自己的生活，不能一双眼睛只盯着孩子病情。家长一定要管理好自己的情绪，可以通过与好朋友倾诉、运动等方式缓解自己的焦虑情绪。抽动障碍不是绝症，大多数治疗都能获得满意疗效。

14. 孩子患有抽动障碍，该告诉他／她吗？

是否要告知患儿有抽动障碍，这主要看病情轻重，是否因为该病造成孩子生活或学习上的困扰。

如果只是短暂抽动，而且症状很轻微，对孩子的生活和学习都没有影响，那就可以不告诉孩子。短暂抽动有自愈倾向，适当通过生活、饮食、用眼卫生、按摩推拿等就能改善症状。

如果患儿抽动时间已经很长了，或者说开始正规治疗，或者生活或学习已经受到影响了，就一定要告知孩子。隐瞒是没有用的，只有坦诚告诉孩子，或者带着孩子一起了解和学习本病有关知识，才能更好地从内心深处接受本病，接受治疗，更好地安排学习和生活。

15. 经常提醒孩子可以缓解抽动障碍症状吗？

对于抽动障碍儿童应该淡化其症状表现，转移其发作时对症状的注意力，经常提醒孩子或对患儿抽动障碍症状的过分关注，会导致患儿产生自卑心理，加重心理负担，可能会加重抽动症状，并产生由心理压力引发的恶性循环。作为

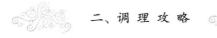

抽动障碍药物治疗的重要辅助手段,心理行为治疗(behavior therapy,BT)已逐渐被推荐为一线使用的治疗方法,其中的放松训练(relaxation training,RT)、暴露和阻止应答(exposure and response prevention,ERP)、消退练习,以及自我催眠疗法(self hypnosis)、家庭支持治疗(family support treatment)等,都明确提示不应经常提醒患儿关注自身抽动障碍的症状。

16. 抽动障碍儿童发脾气时家长该怎么办?

每个孩子都会发脾气,孩子发脾气了,作为家长应该妥善处理孩子的情绪。

首先,家长要先控制好自己的情绪。不要孩子还没怎么发脾气,家长脾气更大了。与孩子针锋相对,对于疏导孩子情绪是有百害而无一利的。

其次,暂时给予孩子一定的包容,待孩子情绪稳定后再好好与孩子进行交流,多与孩子聊聊,寻找孩子产生不良情绪的原因,倾听孩子心里的想法,给孩子一个情绪的出口。

当然,也不能无原则包容孩子。孩子是生病了,但不应该成为无原则胡闹的借口。待孩子情绪稳定后,与孩子好好交流,分析问题出现的原因,正确分析孩子对待问题的对错。如果是孩子的问题,也一定要让他/她认识到错误。

总之,要有耐心、有原则地对待孩子发脾气。

17. 抽动障碍儿童怎么选择课余学习班?

孩子选择课余学习班,首先应尊重孩子的天赋和喜好,不应以家长喜好为转移。家长应平时多观察孩子的喜好,在早期可以广泛地接触各种课余活动,选择孩子能够接受的、喜欢的项目进行学习。

对于抽动障碍的患儿,不应参加过分剧烈的运动,不应参加竞技性体育活动,亦不应参加强调力量为主的运动。

在一定程度上,音乐、美术等艺术类课余学习班有助于缓解孩子的情绪;团体类课余学习班有助于改善孩子的自卑情绪,促进孩子与人交流,有利于孩子心理发育。

18. 抽动障碍儿童怎么选择娱乐活动?

抽动障碍儿童可以选择相对轻松、趣味性较强的文娱活动。团体活动可以增加孩子的团队意识,避免孩子出现自卑自闭倾向。可多选择户外活动,对于提高患儿体质有一定帮助。同时,唱歌、跳舞、绘画这些活动对于提高孩子综合素质,陶冶情操具有帮助。

避免孩子长时间看电视,玩电子游戏;娱乐活动时注意活动量,活动量大太、太累对疾病恢复不利,甚至可能会导致病情加重或复发。

19. 如何对抽动障碍儿童进行屏幕管理?

目前认为抽动障碍极易受环境因素影响。神经系统

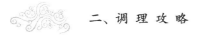

过高或过低唤醒状态均能加重抽动障碍症状。有研究发现,抽动障碍儿童在疲劳、无聊、被其他刺激分心状态(如看电视)等神经系统低唤醒状态下抽动症状会增多;在压力、焦虑、集中精神、愤怒、沮丧等神经系统过高唤醒状态下也会增加抽动频率。在临床观察中,我们发现抽动障碍儿童观看屏幕时间过长会加重抽动症状。可能的原因是,不少人会有这样的体验,电视越看越累,这是观看电视降低了脑电波的频率,降低大脑的警觉性,减少了对抽动的抑制;屏幕闪烁的画面,也容易诱发抽动。另外,也有研究显示,儿童每观看一个小时的电视,注意力缺损的危险性就增加 1.43 倍,也就是说,电视看得越多,注意力越不集中。因为抽动障碍儿童有注意力缺陷问题,如果电视看得越多越长,则注意力损害就会增加。所以,综上所述,对于抽动障碍儿童,建议实施屏幕管理,包括电视、手机、平板电脑等,建议尽可能戒除屏幕媒介 2~3 年,直到抽动完全消除。如果需要做作业或查资料,每次使用屏幕也不宜超过 30 分钟。

20. 使用电子产品转移注意力能够缓解症状吗?

使用电子产品转移注意力并不能缓解抽动障碍症状的发作,长时间使用电子产品甚至可能会加重抽动症状。比如,初发仅为一种抽动表现转而变成两种或多种抽动发作,或者病初仅为头颈部动作,逐渐发展为四肢乃至全身肢体的抽动,或者病初仅为单纯运动性抽动,逐渐发展为运动与发声同时发作的复杂性抽动。心理行为治疗已经写入现代医学的抽动障碍诊疗指南中，包括习惯性逆转训练、暴露与阻止应答、阳性强化、放松训练、自我监察、消退练习等，这些方法都是淡化异常行为，奖励正常行为。使用电子产品特别是沉迷于电子产品，并非正常行为，而是通过一种异常行为转移至另一种异常行为，这样做不仅不能缓解症状，反而会使症状趋向复杂化。

21. 如何对抽动障碍儿童进行睡眠管理？

抽动障碍儿童的5-羟色胺水平明显降低，影响了褪黑素的合成，因此常常出现睡眠问题，如入睡困难、睡眠不实、夜醒、多梦、梦呓、睡惊、梦魇、夜游、磨牙、遗尿、睡眠时肢体抽动或抖动、睡时喉中发声等。患儿睡眠不好，神经系统就处于低唤醒状态，次日的抽动障碍症状必然加重，所以睡眠管理对抽动障碍儿童很重要。家长可以参考以下方法管理好孩子的睡眠。

（1）睡前习惯（仪式感）的培养：积极的睡眠习惯包括孩子入睡的一系列放松活动，主要有洗澡、换上睡衣、聆听舒缓音乐，要保证每晚的各个活动顺序和时间是固定的。这是睡眠管理的首选方法。

（2）睡眠节律的管理：根据外部环境重新调整睡眠觉醒周期来改善睡眠质量。一天24小时最佳睡眠周期是晚上21：00至早上7：00、午睡13：00至14：30。

（3）建立睡眠模式：建立睡眠模式很重要，让身体每天都

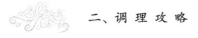

在规律的时间睡觉，在规律的时间醒来，这样保持每天 8~10 小时的睡眠是比较合理的。

（4）药物治疗：如果行为干预效果不明显或只能产生部分反应时，可以考虑药物治疗，如尝试使用褪黑素，也可以使用中医药治疗。另外，特别要注意，孩子的睡眠环境要安静，光线要暗，温度适宜。

22. 抽动障碍儿童影响上学吗？

轻度抽动障碍儿童的智力是不受损伤的，智商测定多在正常范围，所以并不影响孩子对各种知识的理解和掌握，也不影响孩子对知识的运用。对于较为严重的抽动障碍儿童，特别是合并有注意力缺陷、学习障碍、情绪障碍等的，应该先给予积极的药物治疗、行为训练、心理治疗，尽可能减少因疾病本身导致孩子不能正常上学的因素，这些因素包括患儿学习技能障碍、情绪调节障碍、书写障碍、阅读障碍、发音障碍等。引起抽动障碍儿童不能坚持学业的另一个原因是外界环境，包括社会、学校、同学甚至家长对患儿的不接纳、差异化对待，导致孩子缺乏自信、缺乏集体认同感而身心遭受挫败，出现厌学、逃学现象。因此，应提高全社会特别是家长和老师对于抽动障碍的正确认识，不歧视、不分别对待他们，应给予他们更多的关爱，帮助他们度过艰难时期。

23. 抽动障碍儿童学习成绩重要吗？

学习成绩一般来讲对学生都是重要的。轻度抽动障碍儿童一般没有学习困难的问题，不能因为孩子诊断为抽动障碍而认为学习成绩不重要，也不能认为学习压力可能导致抽动障碍加重或复发而不重视学习成绩。相反，取得好的学习成绩对于抽动障碍儿童来说是属于正向行为，是需要去鼓励和强化的，好的学习成绩能够提高孩子克服困难的信心，对于改善抽动症状有积极作用。而在强化学习的过程中，采用科学的学习方法和良好的心态尤其重要。因此，进行针对性的学习能力、注意力、感觉统合训练是非常必要的。同时对于病程长、症状重的患儿，可能长期处于紧张型家庭环境中，容易伴有自卑和不良的自我意识，从而丧失信心，缺乏自信又会加重抽动症状而形成"恶性循环"。此时有必要进行心理治疗。当然，在抽动障碍症状严重影响学习，或伴有强迫症、焦虑障碍等共患病时，可以在一段时期内以治疗疾病为主，暂时不必关注学习成绩。总之，消除家庭环境、学习中的不良影响因素，为抽动障碍儿童创造一个轻松、和谐的生活学习环境，培养其良好的生活、学习习惯，只要长期坚持，通过一段时期的治疗和调整，患儿的症状和成绩都会有所改善。

24. 抽动障碍儿童的学校环境如何管理？

社会性支持对抽动障碍儿童的症状改善与控制非常重

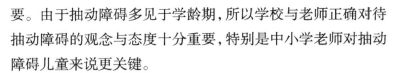

要。由于抽动障碍多见于学龄期，所以学校与老师正确对待抽动障碍的观念与态度十分重要，特别是中小学老师对抽动障碍儿童来说更关键。

由于抽动障碍儿童性格敏感、自卑，建议家长先咨询专业医生，并征求孩子的意愿，选择是否让老师知道。但对于病情比较严重的抽动障碍儿童（特别是有发声性抽动），经常会影响到课堂，则需要家长与老师沟通，说明孩子的抽动是不能自控的，并不是故意捣蛋的恶作剧，目前孩子正在积极治疗中，希望能得到老师的理解与容忍。如果需要正式的疾病诊断证明与功能障碍的特殊需求，可以让医生出具特殊需求儿童联络卡交给老师。

老师对待抽动障碍儿童在课堂与学校的抽动障碍症状，不宜批评，应出于爱心，对孩子多加爱护，并提醒同学们不要因为抽动障碍同学的怪异动作与声音而哄笑、讥讽、鄙视、模仿。建议老师多与抽动障碍儿童接触，适时鼓励与表扬，让患儿多展示才能，增强其自信心，帮助孩子克服和战胜抽动。老师也应该了解到，患儿在学校的不同情境下抽动表现是不同的，患儿在教室课堂中发生抽动症状的概率最小，而在与同学或老师的单独交流中，抽动发作的概率最大。老师要学会控制孩子抽动症状加重的情境，如果孩子在教室内反复抽动不止，如异常地发声，这时不应批评和训诫，可以安排孩子离开教室，直到抽动减轻或停止。抽动障碍儿童在学校容易被同学歧视，需要老师对学生进行正面引导教育，告知学生抽动障碍并不可怕，也不会传染，营造出"有教无类"

的良好学习环境,消除疾病歧视。

学校内的社会性支持对抽动障碍儿童至关重要,也是抽动障碍控制中的重要环节。

25. 孩子患有抽动障碍,该如何跟其同学解释?

有抽动障碍的孩子,如受到其他同学的质疑或者嘲讽时,应认真向其他同学告知疾病情况。家长可以在家中对孩子进行"暴露反应预防"训练,指导孩子在各种情境下如何解释自身的病情。应告知孩子,抽动障碍是一种疾病,这和感冒一样,每个人都有可能得,只要正规治疗,按时吃药,大多数情况下都会好的。其次,要告知同学,这个病不会传染,和自己一起玩耍,并不会传染给其他同学,请大家放心和自己一起玩耍。最后,告知同学,自己非常愿意和大家一起玩耍,希望能跟大家一起快乐地生活和学习。

26. 家长应如何关注抽动障碍儿童的病情变化?

第一,作为家长,应密切观察孩子病情的变化。一定程度上可以做一些记录,记录孩子发病的频率,发作时间,诱发因素、饮食、作息时间。详细记录服药前后的变化,从而在就医复诊时跟医生能够更好地描述患儿病情,为医生提供有力的医疗证据。

第二,观察病情应从长计议。抽动障碍本身是慢性病,病情周期较长,可以以月为记录单位。3个月左右可以做一

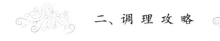

次病情的评估，不要急于求成。也不要因为一时没有看到疗效就出现急躁情绪。

第三，观察病情，用眼不用口。多注意观察就可以了，要管住自己的嘴，不要给孩子带来不必要的困扰和心理负担。

观察孩子病情变化，一定要耐心、细心，随时注意孩子的心理变化，及时做好疏导工作。只要坚持这样做，相信孩子一定能够尽快恢复健康。

（二）食疗调养

1. 饮食疗法需要注意什么？

饮食因素与儿童抽动障碍的关系是密切而复杂的。健康的饮食习惯可以通过改善儿童体质达到防微杜渐、未病先防的目的；对已患抽动障碍的儿童辅以饮食调理可以预防疾病加重，以达寓治于养，既病防变；对于初愈的儿童加以饮食调摄，可起到扶正固本、防止复发的辅助效果。

饮食总则：饮食宜清淡、丰富、营养，忌食西式快餐、油炸食品、辛辣食品、烧烤食品、膨化食品、海产品、碳酸饮料、冰激凌、奶油等；对于有湿疹、哮喘、过敏性鼻炎等过敏性疾病史的儿童，应主动避免或减少进食海鲜、蛋类等致敏食物。

饮食规律：一要养成良好的饮食习惯，做到有时有节。

"有时"即按时进食三餐,不能该吃饭时不吃,不该吃饭时却又暴饮暴食,甚至日夜颠倒;"有节"即进食以饱为度,既不贪味大饱,不加节制,又不能偏食,荤素不调。二要掌握正确的喂养方法,饭前勿食糖果、零食、饮料,正餐宜种类多样、富含营养、易于消化,少食肥甘厚味、生冷坚硬、油腻辛辣之品。三要优化用餐环境,保持良好的进餐情绪,不可强迫多食;营造安静的进餐环境,停止游戏、手机、电视等娱乐活动,避免分心。

2. 抽动障碍儿童适合吃哪些水果蔬菜?

临床中发现抽动障碍儿童大多喜荤食,对蔬菜、水果摄入量较少,若长期进食高蛋白、高脂肪食物,体内蕴热,热极生风,容易引发肝亢风动,因此家长应让患儿多食新鲜蔬菜、水果。一般常见的新鲜蔬菜和水果都适合抽动障碍的孩子进食,但也有一些特殊情况,比如在服药期间,应尽量减少食用蘑菇、香菜、香椿、紫菜、生姜、生葱等发散类的蔬菜;对芒果、菠萝等过敏的患儿也应避免食用相应的水果。临床上,也可以根据患儿体质进行饮食调养,比如肝火旺体质的孩子可以多吃苦瓜、冬瓜、梨、西瓜,少吃龙眼、榴莲等水果;痰热体质的孩子可以多吃冬瓜、萝卜、橙子,少吃石榴、榴莲、龙眼等。切忌不分小儿体质强弱,盲目给孩子进补或长期偏食某一类水果或蔬菜。

3. 痰热证的患儿可用哪些食疗处方?

(1)雪羹汤

原料:海蜇30g,鲜荸荠100g。

做法:海蜇以温水泡发,洗净,切碎,鲜荸荠洗净,去皮,共放在锅内,加水适量煎煮,煮熟后食用。

功效:有清热化痰,消积导滞之功。尤适于痰热扰动证,症见头面、四肢、躯体肌肉抽动,抽动快而有力,喉中吭声,时说秽语,烦躁口渴,睡中易惊或睡眠不安,大便秘结,小便短黄,舌质红,苔黄腻的患儿。

(2)丝瓜猪肉羹

原料:丝瓜250g,瘦猪肉250g。

做法:丝瓜洗净,切块,瘦猪肉切片。烧滚水适量,放入丝瓜滚片刻,加入猪肉片,滚熟,酌加食盐调味,佐餐食用。

功效:有清热化痰,滋阴润燥的功效。可用于治疗痰热扰动证的患儿。

4. 肝亢证的患儿可用哪些食疗处方?

(1)菊花醪

原料:甘菊花10g,糯米酒酿。

做法:洗净的甘菊花剪碎,与糯米酒酿适量放在小锅内拌匀,煮沸食用。

功效:清泻肝火。适于气郁化火、肝亢风动证,症见面红耳赤,烦躁易怒的患儿。

（2）菊楂决明饮

原料：菊花5g，生山楂片、草决明各15g。

做法：洗净的菊花、生山楂片、草决明放入保温杯中，以沸水冲泡，盖严温浸半小时。频频饮用，每日加开水数次饮服。

功效：清泻肝火。适于气郁化火、肝亢风动证，症见发作频繁，抽动有力，口出异声秽语，不时喊叫，声音高亢，面红耳赤，急躁易怒的患儿。

（3）玫瑰菊花茶

原料：玫瑰花瓣8g，白菊花10g。

做法：阴干的玫瑰花瓣、白菊花放茶盅内，冲入沸水。加盖片刻，代茶饮。

功效：有疏肝清火解郁的功效。适于气郁化火、肝亢风动证，症见发作频繁，抽动有力，喉中吭声，声音高亢，面红耳赤，心烦易怒的患儿。

5. 阴虚证的患儿可用哪些食疗处方？

（1）清炖乌龟

原料：乌龟2只。

做法：现将乌龟放盆中，加入温热水，使之排便干净；然后宰杀洗净，去内脏、头爪，再将龟甲、龟肉放炖盅内，加水适量，放锅内隔水炖熟。加油、食盐调味服食。

功效：益阴，补血。龟板属咸寒至阴之品，能益肾阴，善

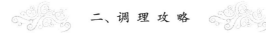

治阴虚血弱,劳热骨蒸等症;龟肉鲜美,佐助龟板填补真元。可用于治疗阴虚风动证,症见形体偏瘦,五心烦热,时作抽动,舌质红苔少,脉细数的患儿。

（2）沙参虫草乌龟汤

原料：沙参 30g,冬虫夏草 10g,乌龟 1 只。

做法：乌龟去内脏、头爪,切块。将三者一起加水适量煮汤。加油、食盐调味,饮汤食龟肉。

功效：有益气滋阴养血的功效。可治疗阴虚风动证,症见形体偏瘦,手足心热,时作抽动,舌红苔少,脉细数的患儿。

6. 脾虚证的患儿可用哪些食疗处方？

（1）参芪砂锅鱼头

原料：活鲤鱼头 500g,党参 10g,黄芪 10g,陈皮 6g,冬笋 25g,水发香菇 25g,火腿 25g,料酒 10g,青蒜段 10g,葱 20g,姜 10g,熟猪油 50g,海米少量。

做法：将党参、黄芪盛在纱布袋中,与鱼头一起炖,食用前先取出纱布袋。鱼头去鳃,劈开洗净,冬笋、火腿切成片,葱切段,姜切片,香菇洗净。锅置于火上,倒入猪油、烧热,放入鱼头,煎成两面金黄色,再下入葱、姜稍煎,然后烹入料酒,放入清汤,下入盐,调好口味。开锅后,盛入砂锅内,再放冬笋片、火腿、香菇、胡椒面、海米,大火见开后,移至微火炖 30 分钟左右,待鱼头烂,汤汁浓时,再下青蒜段,淋少许热油在青蒜段上即成。

功效：益气健脾,理气化痰。尤适宜于脾虚痰聚证,症见面黄体瘦，精神不振，胸闷纳少，舌淡，苔白或薄腻的患儿。

（2）茯苓饼

原料：茯苓细粉、米粉各等份，白糖适量。

做法：加水适量，调成糊，以微火在平锅里摊成极薄煎饼。

功效：本品有益气健脾功效。适于素体脾虚的患儿，症见面黄体瘦，精神不振，纳少厌食，便溏等。

（3）萝卜丝饼

原料：白萝卜1根，肉末、面粉适量。

做法：萝卜洗净，用擦刮器擦刮成丝，再用素油煸炒至五成熟，加叉烧肉末，调匀为馅备用。加水和面团稍软，擀面片，真夹萝卜丝馅，再烙成小饼。

功效：本品有健胃，理气，消食，化痰功效。适合脾虚痰聚证，定见面黄体瘦，精神不振，脾气乖戾，纳少厌食，舌质淡，苔白或薄腻的患儿。

（4）蔓菁炖青豆

原料：蔓菁200g，水发青豆100g，鸭肉汤适量。

做法：蔓菁洗净，切条，与水发青豆同放锅中，加鸭肉汤煮滚，改小火炖煮至熟透，收汁，调盐，勾粟粉芡，汤汁明亮即可。

功效：有利湿清肝，补脾益气的功效。尤其适宜于脾虚肝亢证，症见抽动无力，时发时止，时轻时重，面色萎黄，食欲不振，舌质淡，苔薄的患儿。

7. 眼部症状明显的患儿可用哪些食疗处方?

(1)桑菊薄竹饮

原料:桑叶、菊花各5g,苦竹叶、白茅根各30g,薄荷3g。

做法:将洗净的桑叶、菊花、苦竹叶、白茅根和薄荷放入茶壶内,用沸水冲泡温浸10分钟。频饮。也可放冷后作饮料大量饮用。

功效:疏风清热,解毒,明目。可治疗眨眼、挤眼、以及清嗓子、喉中吭吭声等以眼部、发声症状为主的患儿。

(2)青葙子速溶饮

原料:青葙子300g,白糖300g。

做法:青葙子先以冷水泡透,加水适量,煎煮。每20分钟取药液一次,加水再煎,共煎3次,最后去渣,合并煎液,再继续以小火浓缩到稍稠黏将要干锅时,停火。待凉后,加入干燥的白糖,混匀,晒干,压碎,装瓶备用。每次10g,以沸水冲化饮用。

功效:清肝明目。可治疗以眨眼、挤眼等眼部症状为主的患儿。

(3)枸杞猪肝

原料:猪肝500g,枸杞子100g。

做法:将猪肝洗净,切片裹上水淀粉,放入热油锅内爆炒,烹入料酒、酱油、糖、盐;至嫩熟时,撒入洗净的枸杞子,翻炒几下,淋油即可出锅。

功效:有滋补肝肾、明目的功效。尤适于挤眉弄眼,五心烦热,睡眠不安,大便偏干,舌质红少津,苔少或花剥,脉细数或弦细无力的患儿。

8. 喉部症状明显的患儿可用哪些食疗处方?

(1)五汁饮

原料:鲜芦根、梨、荸荠、鲜藕、鲜麦冬适量。

做法:洗净的鲜芦根,梨去皮核,荸荠去皮,鲜藕去节和鲜麦冬切碎或剪碎,绞挤取汁。不拘量,冷饮,亦可温饮。

功效:清热利咽。尤适于以发声性抽动为主的患儿。也可治疗热病,口渴、咽干、烦躁等症。

(2)无花果冰糖水

原料:无花果(干品)50g,冰糖适量。

做法:加水煮食。每天一次。

功效:有祛痰理气,润喉的功效。可用于治疗以发声性抽动为主的患儿。

(3)罗汉果猪肺汤

原料:罗汉果半个,猪肺250g。

做法:先将猪肺切成小块,洗净挤出泡沫,与罗汉果一起加水适量,煮汤。调味,饮汤食猪肺。

功效:有清热化痰,利咽的功效。可治疗以发声性抽动为主的患儿。

(4)胖大海冰糖茶

原料:胖大海3枚,冰糖适量。

做法:胖大海洗净放入碗内,加冰糖适量调味,冲入沸

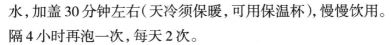

水,加盖30分钟左右(天冷须保暖,可用保温杯),慢慢饮用。隔4小时再泡一次,每天2次。

功效:有清热,解毒,利咽功效。可用于治疗以发声性抽动为主的患儿。

三、名家指导

（一）抽动障碍治疗的常见问题

1. 抽动障碍可以自愈吗？

除少数轻度短暂性抽动障碍患儿可以自愈外，绝大部分抽动障碍是需要治疗的。抽动障碍病因病机比较复杂，至今未明确，故并非短期内可以治愈。现代医学研究对其发病机制仍在探索中，该病有时会在症状得到控制后因停止治疗而复发。目前多采用药物治疗和非药物治疗的综合疗法，注重个体化治疗，积极治疗共患病，预后一般良好。约 1/3 患儿抽动障碍症状缓解，1/3 抽动障碍症状减轻，1/3 症状会持续至成年，可因抽动障碍症状或共患其他心理行为障碍而影响生活质量。因此，家长需要充分认识该疾病，在确诊抽动障碍后，应及早、正规、持续给予患儿必要的药物和行为干预。

2. 儿童抽动障碍要治疗多长时间？

抽动障碍需要治疗多长时间主要根据患儿的抽动类型来评估。短暂性抽动障碍一般预后良好，经过行为干预、药物治疗后短期内症状便可逐渐缓解或消失；慢性抽动障碍因为病程较长，治疗时间也就较长，一般治疗时间持续 1~2 年；Tourette 综合征病情较复杂，对患儿的社会功能影响较大，治

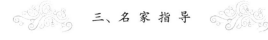

疗难度也相对较大，当抽动症状控制后仍需要一段时间的维持治疗，以巩固疗效、减少复发，一般维持治疗时间在1~2年，对于病情严重，症状持续至成年甚至终身的，则需要终身治疗。家长在治疗期间应充分认识本病的复杂性，切忌急于求成、自行停药或更换治疗方案。

3. 儿童抽动障碍有哪些治疗方法？

儿童抽动障碍的治疗可以分为以下几种：

（1）药物治疗：常用的有多巴胺受体阻滞剂，如氟哌啶醇、硫必利等；α_2 受体激动剂，如可乐定；单胺能拮抗剂，如利培酮、奥氮平等；其他药物，如阿立哌唑、托吡酯等。

（2）免疫调节治疗：对于药物治疗疗效不佳的患儿，可选择使用皮质激素、血浆交换或注射免疫球蛋白等方式进行免疫调节治疗。对于链球菌感染的患儿，还需结合青霉素或大观霉素等抗生素治疗。

（3）心理行为疗法：比如精神控制训练，习惯反转训练等。

（4）奖励疗法：通过奖励，使患儿能够通过自主抑制抽动来延长抽动的间歇时间，加强自我抑制抽动的能力。

（5）刺激疗法：比如深部脑刺激、经颅磁刺激、经颅微电流刺激疗法等。

另外，中医药因其疗效好、副作用少等优点越来越被患儿和家长接受。常用的中医药治疗方法有：中草药、中成药内服，针灸、推拿、耳穴、头皮针、埋线、刮痧等外治疗法。

4. 什么叫难治性抽动障碍？

符合《国际疾病分类（第10版）》（ICD-10）中发声和多种运动联合抽动障碍的诊断标准，耶鲁综合抽动严重程度量表（YGTSS）得分≥50，经氟哌啶醇和/或硫必利足量正规治疗1年以上无效，称为难治性抽动障碍。

5. 难治性抽动障碍怎么治疗？

近年来对于难治性抽动障碍治疗的探索逐渐增多，有学者采用丙戊酸合并氟哌啶醇治疗难治性 Tourette 综合征，疗效肯定，副反应相对较轻，为 Tourette 综合征的治疗提供了一种新方法。也有学者分别采用阿立哌唑、托吡酯治疗难治性抽动障碍，疗效均达到70%以上。对于难治性抽动障碍共患强迫、多动、焦虑、抑郁、自伤和冲动伤人的症状，成为抽动障碍治疗的又一难题。一般多采用非典型抗精神病药物合并抗抑郁剂和/或抗焦虑药物联合治疗。对采用多种药物治疗无效的难治性病例，可采用深部脑刺激、电痉挛或神经外科立体定向手术，如壳核囊切开术。

手术是治疗难治性抽动障碍的另一重要方式，包括扣带回切开术 + 丘脑下毁损术、扣带回切开术、精神外科手术、丘脑和丘脑下毁损术及右侧丘脑板内核脑深部电刺激仪植入术等。有研究表明，对难治性抽动障碍患者采用立体定向微创手术进行治疗，可显著提高临床疗效，缓解患者临床症

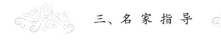

状,降低血清多巴胺(DA)水平,提高5-羟色胺(5-HT)水平,且并发症少。

6. 抽动障碍共患多动症如何治疗?

抽动障碍共患多动症可采用的心理社会干预包括:家长培训、针对亲子关系和沟通的家庭治疗以及认知行为治疗,以上均为安全有效的治疗策略。

药物治疗上,精神兴奋类药物可以阻止多巴胺的再摄取(如哌甲酯),或增加这些单胺类神经递质释放到神经外(如安非他命)。安非他命虽然可以改善抽动及多动的症状,但因安全性问题在儿童中的使用受到了限制。兴奋剂可以作为抽动障碍共患多动症的一线治疗方案,但它们可能会在个别病例中加重抽动症状,其加重抽动障碍的可能性在20%左右。若兴奋剂加重了抽动障碍症状,α受体激动剂或托莫西汀治疗可以作为另一种选择。

抽动障碍共患多动症的患儿如果以抽动障碍症状为主,α受体激动剂(如可乐定)应该作为一线治疗药物,α受体激动剂可以同时改善这两种病的症状,同时能减轻对立行为。与精神兴奋剂相比,α受体激动剂需要几周的时间才能对症状产生明显的效果,而且对多动症症状的改善程度通常低于精神兴奋剂。α₂肾上腺素能激动剂可以安全地与精神兴奋药物联合使用,可能使抽动和多动症状得到最佳治疗。托莫西汀是一种选择性去甲肾上腺素再摄取抑制剂,是治疗多动症最常用的非兴奋性药物。托莫西汀能够改善抽动障碍共患多动症患者的症状,与安慰剂对比,无明显加重抽动障碍症状。其他治疗,如经颅微电流刺激术、经颅重复磁刺激治疗阳性和阴性结果都有报道,需要进一步的临床研究来证实。

7. 抽动障碍共患情绪障碍如何治疗?

可以首选 5- 羟色胺再摄取抑制剂如氟西汀等药物,利培酮、奥氮平、齐哌西酮等非典型抗精神病药为候选一线用药;也可采用去甲米帕明等三环类抗抑郁剂治疗,并辅以心理行为治疗,包括焦虑管理策略和认知行为治疗。因焦虑而社会功能严重受损的患者可能需要选择性 5- 羟色胺再摄取抑制剂治疗。选择性 5- 羟色胺再摄取抑制剂和三环类抗抑郁药物已被报道在治疗 Tourette 综合征患者的抑郁症方面也是有效的。

8. 抽动障碍共患强迫症如何治疗?

认知行为治疗可以作为抽动障碍共患强迫症的一线治疗方法。药物治疗上,推荐抽动障碍共患强迫症患者首选 5- 羟色胺再摄取抑制剂治疗。可以选用氟哌啶醇或硫必利联合氯米帕明治疗。氯米帕明具有抗抑郁、抗强迫和抗焦虑作用,是治疗强迫症的首选药物。有报道称丘脑深部脑刺激可能改善严重的、药物难治性抽动障碍共患强迫症患者的强迫症状,但是需要随机对照试验的证实。

9. 抽动障碍共患暴怒发作如何治疗？

暴怒发作是抽动障碍患者冲动控制障碍的一种最明显的表现，具体作用机制尚不清楚。中医药辨证论治结合心理行为治疗有一定疗效，非典型抗精神病药物（如利培酮）已被报道在降低愤怒发作的强度和频率方面有效。

10. 症状一消失就可以停药吗？

抽动障碍的临床特征之一是容易反复发作，临床上对于轻度、中度的发作，在症状得到控制后，不应立即停药，而应按照治疗方案进入维持治疗阶段，继续维持巩固治疗效果，之后逐步减量直至停药。对于难治性的抽动障碍，即使使用合适剂量的神经阻滞剂或 α 受体激动剂，部分患儿抽动障碍症状仍难以控制，而合并用药又会带来较大的副反应，因此治疗起来比较棘手，这类患儿在症状得到控制后，更需要注重疗效的维持和巩固，同时密切监测药物所带来的副反应，不仅不能立即停药，而且必要时还需辅助加用针对副反应治疗的药物。

在抽动障碍用药的各个过程中，都可以运用中药进行辨证治疗、维持和巩固，大量临床研究证实西药结合中药可发挥药物协同作用，增加疗效，在缩短起效时间、增强西药的疗效、减少对西药药量的依赖、加快西药的减停等方面具有优势。

11. 频繁更换治疗方案好不好？

治疗中更换治疗方案最多的原因是药物无明显效果。抽动障碍的药物治疗，包括急性期治疗（药物逐渐调整至目标剂量后直至病情基本控制）、强化治疗（病情控制后，治疗剂量继续维持 1~3 个月）、维持治疗（药物剂量为治疗剂量的 1/2~2/3，时间 6~12 个月）、停药（经过维持治疗，病情完全控制，逐渐减量至停药，减量期至少 1~3 个月）四个阶段，如果频繁更换治疗方案，不仅不能取得理想的临床疗效，而且容易增加药物副反应的风险。治疗抽动障碍的主要药物属于神经精神类，在首次使用时都需要遵循从起始剂量逐渐增加到目标剂量，在起效后还需要强化、维持治疗剂量，有的到达维持治疗剂量后还要监测血药浓度是否到达有效血药浓度。因为疾病有波动性和易复发的特点，所以停药阶段也是一个逐渐减量至停止的过程。在这四个阶段的任何一个时期更换治疗方案，会导致不能筛选出有效的治疗药物，不能有效控制症状，不能持续稳定疗效，更有增加药物毒副作用的风险。因此，在首次给孩子用药前不仅需要详细问诊以评估症状和功能损伤程度、潜在风险等，而且还要与患者和家长充分沟通了解治疗方案，知情药物的起效时间、周期、起始剂量、维持剂量、可能的副作用及其处理，尽可能避免人为因素导致治疗的中断。

临床中出现频繁更换治疗方案的另一个原因是患者对药物不能耐受，或者药物对患者的副作用明显而依从性差。

比如氟哌啶醇、硫必利，虽然疗效肯定，但副反应明显，如导致急性肌张力障碍、静坐不能、嗜睡、认知迟钝、烦躁不安、焦虑等，此时可以选择非典型抗精神病药物如利培酮、阿立哌唑等替代。对于症状较轻者，避免选择抗精神病药物，应首选中医药治疗。

12. 多吃补药有帮助吗？

补药包括补益气血阴阳类中药、中成药，对于补益类药品也必须在中医辨证论治的基础上使用，尤其在疾病急性期补益药是不适合的。抽动障碍病初多为实证，中医病因多与痰、热、风、火有关，辨证分型多是肝风亢动、外风引动、痰火扰神、气郁化火、脾虚痰聚等证，治疗原则以祛邪泻实为主，包括疏肝、平肝、息风、疏风、清火、涤痰等方法，具体中药性味多为苦、辛、凉、寒之类。这个时期是不适合使用补益类药物的，此时使用补益药不仅不能改善病情，反而容易加重病情，甚至由急性发展为慢性。比如，黄芪、阿胶甘温补益气血，却助阳生火，风火相煽使抽动加剧，火盛灼津伤阴，筋失濡润，病情迁延；熟地甘温补肾，却滋腻碍脾，痰浊留恋难消。而在抽动障碍后期，辨证多属阴虚证，患儿多有先天禀赋不足的内在因素，治疗予滋肾补脾、柔肝息风为原则，应配合补益药物较长期服用。根据患者气血阴阳的不足，辨证合理运用，比如龟板、鳖甲、地黄、枸杞、芍药补益肝肾，黄芪、黄精、川芎、当归、阿胶补益气血，党参、白术、茯苓、山药补气健脾等。总之，抽动障碍治疗初期实证补药不能吃，待病情好转进入慢性期时，应辨清五脏之中何脏虚损，分清是气、血、阴、阳何者虚亏，合理应用补药，才能取得疗效。

13. 多吃保健品有帮助吗？

保健品是保健食品的通俗说法，是食品的一个种类，具有一般食品的共性，能调节人体的功能，适用于特定人群食用，但不以治疗疾病为目的。市场上宣传用于抽动障碍的保健品主要有安神补脑、补益气血、调节脾胃等类型，具体功能包括：增强免疫力功能；辅助降血脂功能；辅助降血糖功能；抗氧化功能；辅助改善记忆功能；缓解视疲劳功能；促进排铅功能；清咽功能；改善睡眠功能；减肥功能；缓解体力疲劳功能；提高缺氧耐受力功能；对辐射危害有辅助保护功能；改善生长发育功能；增加骨密度功能；改善营养性贫血功能；对化学肝损伤有辅助保护功能；调节肠道菌群功能；促进消化功能；通便功能；对胃黏膜损伤有辅助保护功能，等等。保健品只是辅助调节人体生理功能，对治疗疾病的效果不大，可以用来进行辅助治疗。保健品没有类似药品规定的治疗作用，也不需要经过临床验证，仅仅检验污染物、细菌等卫生指标，合格就可以上市销售，因此保健品不可以代替药品。临床证实，多吃保健品对抽动障碍治疗并没有显著帮助，使用不当反而会影响正常药物的治疗效果。目前，抽动障碍的发病机制并不完全清楚，盲目使用保健品是有一定风险的。比如辅助改善记忆功能的保健品可能导致大脑皮质兴奋度增加,从而增加抽动障碍发生的风险。

(二)西医药治疗

1. 西药副作用大吗?

确诊抽动障碍后,特别是严重的抽动障碍儿童,早期合理的药物治疗是非常必要的,也是综合治疗成功的基础。目前常用的西药多属于多巴胺受体阻滞剂、α_2受体激动剂、抗癫痫药物等,均作用于中枢神经,副作用主要表现包括神经系统损害,如锥体外系反应、过度镇静、记忆认知障碍、头晕、易激惹、注意力集中困难、共济失调等;消化系统反应,如恶心、呕吐、腹胀、腹痛、食欲减退等;皮肤损害等。

尽管西药有一定的副作用,但目前仍是治疗抽动障碍的主要手段之一,因此,在取得有效的治疗效果的基础上,积极减少药物的副反应是医生制订治疗方案时必须考虑的问题。第一,针对不同类型患儿予以个体化的治疗方案,选择疗效针对性强,副作用又少的药物,选择最精准的药物和个体化的药物剂量永远是减少药物副作用最好的方法。第二,特别要注意,在选择使用神经阻滞剂时必须从小剂量开始,逐步加量,若抽动症状依然明显,可维持同一剂量1~2周后逐步加量。由于患者的治疗反应是渐进性的,因此药量增减也应逐步进行，若突然停药可能导致症状加重，发生撤药反应。第三，开具药物治疗处方时，应向患者及家属交代某种药物治疗的靶症状，并与之解释药物副反应及有关治疗问题。开处方前，临床医生应进行详细问诊，评估症状和功能损伤程度、潜在风险等。第四，轻度的副反应可以不予药物对症处理，但对于无法忍受，出现较为严重的损害症状，可以选择相应药物减轻其症状，比如食欲减退者，予肠道益生菌调节胃肠功能，对于无法坚持继续治疗的，应及时停药，改用其他治疗方法，如中医药治疗、针灸、推拿等。

2. 儿童抽动障碍常用的西药有哪些？

当抽动障碍症状影响患儿的日常生活、学习及社交活动，仅通过单纯的心理行为治疗效果不佳时，需使用药物治疗。治疗儿童抽动障碍的西药可分为多巴胺受体阻滞剂、选择性单胺能拮抗剂、多巴胺自身受体部分激动剂、中枢性α受体激动剂、选择性 5- 羟色胺再摄取抑制剂等几类。常用药物有硫必利、匹莫齐特、阿立哌唑、可乐定、胍法辛等。其他西药如氟哌啶醇、利培酮、奥氮平、托吡酯、丙戊酸钠等也可以用于治疗儿童抽动障碍。

应用上述西药治疗儿童抽动障碍时，均要根据病情制订适宜的剂量、疗程，不宜随意换药或过早停药。医生应与患儿家长沟通服用药物可能出现的不良反应，详细评估存在风险及可能获益。患儿家长需与医生合作，在患儿用药期间做好记录,为下一阶段调整治疗方案提供参考。同时,也要遵循药物治疗同非药物治疗结合、中药治疗与西药治疗结合的原则,选择适合患儿病情的治疗方案。抽动障碍是一种慢性疾病,服用西药治疗的目的是减少抽动频率、减轻抽动严重程度和因抽动带来的其他痛苦。西药治疗抽动障碍一般从最低剂量开始,观察患儿对药物的反应及副作用的严重程度,逐渐加量至治疗剂量,病情基本控制后,治疗剂量服用1~3 个月以强化治疗,如果强化治疗阶段病情控制较好,用治疗剂量的 1/2~2/3 进行维持治疗,维持治疗时间为 6~12 个月,如果病情完全控制,可逐渐减量停药,减量时间一般为1~3 个月。

3. 西药治疗抽动障碍对孩子生长发育有影响吗?

很多家长担心服用治疗抽动障碍的西药是否会引起患儿发育迟缓,或导致肥胖、性早熟等生长发育的异常。目前还没有十分确切的证据证实抽动障碍治疗药物对儿童生长发育有直接影响。但是服用一些西药如硫必利、阿立哌唑等可能会出现消化不良、恶心、呕吐等胃肠道不良反应,如果此类不良反应持续存在,就有可能造成患儿进食量减少,长期会影响孩子的生长发育。奥氮平、利培酮、丙戊酸钠可见体重增加的不良反应,托吡酯可有体重下降的不良反应。有病例报道患儿服用可乐定和氯硝西泮时出现性早熟的症状,但目前还没有大规模的病例研究证实其中的因果关系。因此在抽动障碍的治疗过程中,患儿家长应该及时与医生反馈服用药物后的病情变化和不良反应,详细评估存在风险及可能获益,以及时调整治疗方案。但需注意的是,家长在孩子的治疗过程中不能因为出现不良反应就自行停药、减药,或者频繁更换治疗药物或治疗方案,这样不利于患儿疾病康复,甚至会加重病情。

4. 西药治疗抽动障碍对孩子智力有影响吗?

单纯的儿童抽动障碍一般不影响患儿的学习成绩,很多家长担心服用西药是否会影响孩子的智力,或者导致学习成绩下降。根据国内外相关研究,服用抽动障碍治疗药物出现智力减退的可能性较小。但有研究显示,氟哌啶醇的常见副作用有嗜睡、镇静、易激惹等,此类副作用如果长期持续存在可能造成患儿智力迟钝,影响学习和生活。除氟哌啶醇外,匹莫齐特、匹喹酮、利培酮、可乐定均可能出现镇静的副作用,因此也有影响智力的可能。但是一些药物如可乐定等镇静的副作用一般出现在早期剂量增加较快时,几周后就会减轻。需要注意的是,上述药物的副作用一般与剂量直接相关,医生根据患儿病情特点制订适宜的治疗方案,对智力产生影响的概率很小。因此,家长不宜因过度担心药物的副作用而拒绝治疗。

5. 西药治疗抽动障碍对孩子食欲有影响吗?

服用氟哌啶醇、阿立哌唑的患者可能会出现食欲增加、摄入过多、体重增加的现象。托吡酯可能会造成患儿食欲

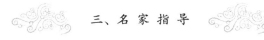

减退、体重下降。其他西药如硫必利、利培酮虽然没有明确的影响食欲的证据，但患儿服用药物后可能会出现恶心、呕吐、消化不良的副作用，进而影响食欲。服用会导致食欲增加的药物时，要注意让患儿建立科学、规律、良好的饮食习惯，坚持体育运动，防止肥胖和性早熟的发生；服用可能导致食欲减退的药物时，也要注意帮助患儿建立良好的饮食习惯，避免进食过于油腻、难以消化的食物。如果食欲减退或食欲增加的副作用较为严重，医生可根据实际情况调整治疗方案。

6. 西药治疗抽动障碍对孩子睡眠有影响吗？

嗜睡是西药治疗抽动障碍的常见副作用之一，硫必利、阿立哌唑、可乐定、胍法辛、氟哌啶醇都存在嗜睡的副作用。如果嗜睡情况较严重，可能影响患儿日常学习生活，需减药或停药。失眠是利培酮的常见不良反应之一，如果失眠症状严重，甚至会引起焦虑等情绪和心理问题，不仅会影响儿童生长发育，也会影响儿童学习、社交。因此在使用西药治疗抽动障碍时，家长要关注患儿的睡眠情况，及时反馈给医生，必要时调整治疗方案。另外，家长要帮助抽动障碍儿童形成规律、良好的生活作息，养成规律的睡眠习惯。

7. 西药治疗抽动障碍对孩子肝肾功能有影响吗？

大多数治疗抽动障碍的西药对患儿的肝肾功能几乎无影响。然而，丙戊酸钠可引起血清碱性磷酸酶和氨基转移酶升高,对肝功能有损害。因此,服用前要评估肝脏毒性风险,服用2个月时要注意检测肝功能。另外,儿童抽动障碍的常用药物硫必利,如果大剂量长期服用,也需要定期检查肝肾功能。在专业医生的指导下以科学、适宜的剂量服用西药治疗抽动障碍时,家长不必过分担心药物对肝肾功能的影响,定期检查肝肾功能即可。

8. 硫必利有什么特点和副作用?

硫必利,又名泰必利,是一种选择性多巴胺受体阻滞剂,主要作用于中脑边缘系统。硫必利对抽动障碍的治疗效果可能不及氟哌啶醇,但因副作用少、耐受性好,是国内儿童抽动障碍治疗的首选药物。起始剂量为每次50~100mg,每日2~3次,之后根据病情适量增加剂量,一般在150mg/d以上时抽动障碍症状会有改善,以150~500mg/d或2~10mg/kg为适宜剂量,最大剂量为600mg/d。坚持最适剂量服用2~3个月后,如果症状控制良好,病情稳定,可逐渐减少剂量,先减少50mg,1~2周后再减50mg,到150mg/d时维持一段时间,再以2周为单位根据病情缓慢减量。硫必利使用较长疗程可起到更好疗效,有的需要坚持服用几年,直至青春期症状缓解。如果至青春期抽动障碍症状还不能缓解,要终身服药。单独使用硫必利或与其他药物(如氟哌啶醇、丙米嗪、肌苷等)合用时,能显示出良好的疗效,且与合并用药有协同作用。硫必利的副作用少而轻,服用时可能出现头昏、乏力、嗜睡、胃肠道反应等,一般无须特殊处理。对甲状腺释放激素和生长激素无影响,几乎没有锥体外系不良反应。硫必利对肝肾功能几乎没有影响,但长期大剂量服用的患儿应定期检查肝肾功能。

9. 氟哌啶醇有什么特点和副作用?

氟哌啶醇为多巴胺受体阻滞剂,对抽动障碍有较强的疗效,有效率达 70%~80%,是最早用于治疗抽动障碍的药物。该药的起始剂量为 0.25~0.5mg,每晚睡前顿服,之后每隔 5~7 天增加 0.25~0.5mg,儿童常用剂量为 1~4mg/d,分 2~3 次口服。氟哌啶醇的副作用相对较大,且与剂量呈正相关。常见的有嗜睡、乏力、头昏、便秘、心动过速、排尿困难、锥体外系反应(如急性肌张力障碍、静坐不能、帕金森病样震颤)等,少见迟发性运动障碍、迟发性肌力障碍、镇静、食欲增加、学校社会恐惧症、抑郁症状。镇静的副作用常伴随易激惹,长期镇静可能影响智力。为避免或减轻氟哌啶醇带来的副作用,应遵循以下服用原则:小剂量开始、剂量个体化;小剂量维持,症状加重时可临时增加剂量;服用苯海索拮抗其副作用。长期服用氟哌啶醇的患儿如果减药、停药可能出现停药运动障碍,即停药或减药后出现口面部、躯干和四肢的舞蹈样运动,通常在 1~3 个月内消失,因此服用氟哌啶醇要在专业医师指导下谨慎减药、停药。在服用氟哌啶醇期间,家长应注意观察患儿是否出现这些副作用及严重程度,及时反馈给医生,必要时调整剂量。此外,家长还应注意患儿的生理、心理变化,督促孩子养成良好的生活、学习习惯。氟哌啶醇一般服用 1~2 周后起效,但也有患者服用 2~3 年还不能完全控制症状,需要长期服药。

10. 利培酮有什么特点和副作用?

利培酮是一种选择性单胺能拮抗剂,在欧洲已作为治疗抽动障碍的一线药物。起始剂量为 0.25mg/d,每日 2 次,如果 1~2 周症状控制不明显,每 5~7 天可增加 0.25~0.5mg,常用剂量为 1~3mg/d,尽可能使用最低有效剂量。利培酮对儿童和成人抽动障碍均有效,且不良反应轻。常见的不良反应有失眠、焦虑、易激惹、头痛、体重增加等,少见嗜睡、疲劳、注意力下降、便秘、消化不良、腹痛、恶心、视物模糊、皮疹等。服用 1~2 周副作用可能减轻,副作用较轻时可以继续服药,如果副作用较严重,在原剂量的基础上适当减量,副作用会减轻,如果减量后不良反应仍严重,或出现过敏反应,最好停药。与氟哌啶醇比较,利培酮的锥体外系副作用较小,但儿童仍需要谨慎使用。

11. 奥氮平有什么特点和副作用?

奥氮平为非典型抗精神病药,噻吩苯二氮䓬类 5- 羟色胺 / 多巴胺拮抗剂。服用方法为起始剂量 2.5mg/d,每 5~7 天增加 2.5mg,常规治疗剂量是 2.5~15mg/d。有报道称奥氮平可用于治疗抽动障碍共患多动症,不良反应为嗜睡、镇静和体重增加等。目前对 18 岁以下的抽动障碍儿童使用该药的安

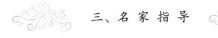

全性研究较少,因此暂不推荐该药作为儿童抽动障碍的首选药物。

12. 阿立哌唑有什么特点和副作用?

阿立哌唑是一种多巴胺系统稳定剂,可双向调节亢进或减低的多巴胺功能异常。阿立哌唑能部分激动多巴胺 D2 受体,部分激动 5-HT 1A 受体,以及部分拮抗 5-TH 2A 受体,可用于治疗精神分裂症等精神情绪相关疾病。阿立哌唑治疗儿童抽动障碍的疗效和副作用与硫必利相似,起效更快。体重小于 50kg 时,2mg/d 维持 2 天,增加至 5mg/d,最大剂量增至 10mg/d,但间隔至少 1 周;体重大于 50kg 时,2mg/d 维持 2 天,增加至 5mg/d 维持 5 天,第 8 天剂量增至 10mg/d,最大剂量为 20mg/d,但间隔至少 1 周。常见恶心、呕吐、头痛、睡眠问题、焦虑、激惹、体重增加、静坐不能等不良反应,无锥体外系、镇静等副作用,且其不良反应一般较轻。

13. 可乐定有什么特点和副作用?

可乐定为中枢性 α_2 受体激动剂,通过刺激突触前 α_2 受体反馈性地抑制去甲肾上腺素的合成和释放。除能治疗抽动障碍外,还能改善伴发的注意力缺陷和多动,治疗抽动障碍疗效可能不及氟哌啶醇,但较安全,远期疗效有待进一步观察。因其没有导致迟发性运动障碍的危险,临床上常作为轻至中度抽动障碍的首选药物之一。尤适用于抽动障碍共患多动症的治疗。可乐定有口服片剂和经皮肤使用的透皮缓释剂(贴片),因贴片治疗减少了服药痛苦,儿童依从性好,常用于低龄抽动障碍儿童。可乐定口服起始剂量为 0.025~0.05mg/d,逐渐增量至最小有效剂量(每 5~7 天增加 0.05mg),学龄儿童的治疗剂量为 0.1~0.3mg/d,0.3mg 以上容易出现副作用。开始时每日 2 次,以后每天 3~4 次,每日总量一般不超过 0.5mg。可乐定一般 4~6 周才可观察到是否有疗效。国产可乐定贴片每片 1mg,每次 1~2 片,贴于背部肩胛骨下,每 7 天更换 1 次,每周左右交替贴。一般认为贴片效果不如口服片剂,但副作用也较片剂少。口服可乐定在大剂量治疗的早期可能出现镇静、激惹、头痛、低血压的不良反应。由于可乐定的半衰期短,一些患者在两次给药之间可出现轻微的戒断症状。少数患者服用可乐定会出现心律失常或加重原有的心律失常,在用药过程中应注意监测心率,出现副作用及时缓慢减量。红色皮疹是可乐定贴片的常见不良反应,贴片前要清洗皮肤,如过敏可更换部位。使用可乐定贴片时,要注意避免因剧烈运动造成贴片脱落。

14. 胍法辛有什么特点和副作用?

胍法辛是一种新型中枢性 α_2 受体激动剂。该药对多动、注意缺陷、抽动障碍症状均有较好的疗效及耐受性,因此适合用于抽动障碍共患多动症的治疗,但目前国内对儿童的应用不多。该药口服起始剂量为 0.25~0.5mg/d,睡前服

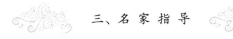
用，每 3~4 天增加 0.5mg，治疗剂量为 1~3mg/d，每日 2~3 次。常见镇静、疲劳、头痛等副作用。

（三）中医药治疗

1. 中医怎样认识儿童抽动障碍？

儿童抽动障碍在古代中医书籍中没有专门记载，根据临床表现可将其归于"瘛疭""筋惕肉瞤""肝风"等范畴。抽动障碍的病因是多方面的，与先天禀赋不足、饮食不节、感受外邪、疾病影响、情志失调、劳逸不当、过度使用电子产品等有关。"风胜则动"，"诸风掉眩，皆属于肝"，抽动障碍主要病机是风邪为患。其病机为本虚标实。病初多实，迁延日久多虚，以肝肾阴虚为本，肝亢风痰鼓动为标。常由风生痰，痰生风，风痰胶结，肝郁风动而发病。主要的中医病机为肝亢风动、痰热扰动、脾虚肝亢、阴虚风动。在对儿童抽动障碍的中医诊疗中，需辨虚实、辨脏腑。病程短，抽动有力，发声响亮，急躁易怒，大便干，舌质红，脉实者，多属实证。病程长，抽动力弱，发声低，面色无华，懒言倦怠，舌淡苔薄，或潮热盗汗，舌红苔少者，多属虚证。抽动障碍病位主要在肝，与心脾肾关系密切，也可累及肺。眨眼摇头，怪相百出，烦躁易怒者，病在肝；夜眠多梦，心烦不宁，秽语者，病在心；抽动无力，纳少厌食，面黄体倦者，病在脾；肢颤腰扭，手足心热，舌红苔少者，病在肾；时有外感，喉出异声，病在肺。抽动障碍实证以平肝息风，豁痰定抽为主；虚证以滋肾补脾，柔肝息风为主，虚实夹杂当标本兼顾，攻补兼施。

2. 中医治疗儿童抽动障碍有什么优势？

抽动障碍的病因尚未明确，西医根据病情的严重程度和共患病选用药物或心理行为等方法治疗，但对年龄较小、伴复杂的精神系统共患病、服用西药后不良反应较大的患者，西药的使用存在限制。抽动障碍病程较长，且症状时有起伏和反复，中医治疗本病采取中医辨证与西医辨病相结合，辨证候与辨症状相结合，针药结合，中药口服与中医药外治结合的方式，通过整体调节，除了可以控制抽动障碍症状外，还可缓解其他症状如睡眠、饮食问题等；还可与西药协同增效控制抽动症状；也可减少和减轻西药的副作用，改善患儿体质。中医药治疗本病副作用轻且少，一般不会出现嗜睡、失眠、镇静、运动障碍、锥体外系等中枢不良反应，更容易被患儿和家长接受并坚持治疗。特别是中药煎剂、针灸治疗运用较为灵活，可根据患儿病情变化随时辨证施治。

3. 中医治疗儿童抽动障碍有哪些方法？

中医治疗儿童抽动障碍的方法有中药煎剂、颗粒冲剂、中成药、中药膏方、针灸、推拿、耳穴贴压等。临床要根据患儿的抽动时间、抽动部位、病情轻重，以及年龄、就诊时间等选择合适的治疗方法。抽动障碍是一种慢性疾病,治疗时间较长,可选择一种或多种中医疗法或中西医结合疗法,或联合心理行为疗法、脑电生物反馈等进行治疗。

4. 儿童抽动障碍的中医治疗原则是什么?

儿童抽动障碍的中医治疗以平肝息风为基本法则。根据疾病不同证候和阶段,分清虚实和邪正关系,分证论治。实证以平肝息风,豁痰定抽为主;虚证以滋肾补脾、柔肝息风为要,虚实夹杂治当标本兼顾,攻补兼施。肝亢风动证予平肝息风,泻火定抽;外风引动证予疏风解表,息风止动;气郁化火证予清肝泻火,息风止惊;痰火扰神证予清火涤痰,宁心安神;脾虚肝亢证予扶土抑木,调和肝脾;脾虚痰聚证予健脾柔肝,行气化痰;阴虚风动证予滋水涵木,柔肝息风。由于抽动障碍具有慢性、波动性的特点,需要较长时间的治疗。树立信心、制订科学的治疗方案、坚持治疗、养成良好的生活习惯是控制抽动的关键,可运用中药配合心理行为治疗、针灸、推拿、耳穴贴压等非药物疗法综合处理,在病情稳定期可服用中药膏方巩固疗效,调理体质。

5. 儿童抽动障碍常见哪几个证型?

儿童抽动障碍常见的证型包括肝亢风动证、痰热扰动证(痰火扰神证)、风痰扰动证、外风引动证、气郁化火证、脾虚肝亢证、脾虚痰聚证和阴虚风动证。另外,还有医家把本病辨为心脾两虚证、肝肾阴虚证、瘀血内阻证、肺肾阴虚证、心肝血虚证、血虚生风证等证型。

6. 有哪些症状可以辨为肝亢风动证？

抽动障碍儿童表现抽动频繁有力，多动难静，面部抽动明显，摇头耸肩，吼叫，任性，自控力差，甚至自伤自残，伴烦躁易怒，头晕头痛，或胁下胀满，舌红，苔白或薄黄，脉弦有力者，可辨为儿童抽动障碍肝亢风动证。肝亢风动证是儿童抽动障碍早期最常见的证型。肝为刚脏，体阴而用阳，主疏泄，生理特性是主升主动，喜条达而恶抑郁，但如果肝疏泄太过，气阳火盛，向上升发过度，以致气行逆乱，肝气上逆或横逆，导致风阳暴涨，肝风内动，"风胜则动"，引发抽动症状。小儿生理为"肝常有余"，似草木初生，秉少阳生发之气。现代家庭条件普遍提高，小儿在成长过程中，如果家庭教育中仅重视物质而缺乏心理健康和情绪调节的培养，导致心理调节和承受能力弱，长辈溺爱、家庭教育不当或沉迷于手机、电脑等电子设备，导致负面情绪无法得到合理疏泄，易使肝郁气滞；或因外邪侵袭、饮食不节，气郁日久，化火生风。风属阳邪，易袭阳位，风邪上扰头面，出现眨眼、搐鼻等症状；风性数变，游走全身各处，故表现为耸肩、摆手、腹部抽动等症状；肝气郁滞，化火生风，除有抽动症状之外，还会有烦躁易怒，头晕头痛，胁下胀满等表现。

7. 儿童抽动障碍肝亢风动证怎么治疗？

儿童抽动障碍肝亢风动证由肝肾不足，肝阳偏亢，生风化热所致，因此中医治法为平肝息风，泻火定抽，佐以清热安神，补益肝肾。代表方剂为天麻钩藤饮加减，常用药物有天麻、钩藤、石决明、栀子、黄芩、川牛膝、柴胡、当归、茯神、远志等。方中天麻、钩藤、石决明平肝息风；栀子，黄芩清肝泻火；柴胡疏肝解郁；当归补血活血；茯神养心安神；远志安神益智；川牛膝引血下行，并能活血利水。头晕头痛者，加川芎、菊花；头部抽动者，加葛根、蔓荆子；肢体抽动明显者，加鸡血藤、木瓜、伸筋草等；口角抽动者，加黄连、生白附片；眨眼明显者，加菊花、谷精草、木贼、青葙子。抽动障碍肝亢风动证患儿平时应注意避免服用辛辣刺激等易化火生风的食物，同时要引导儿童学习正确的情绪管理方法。

8. 有哪些症状可以辨为痰热扰动证？

抽动障碍儿童表现抽动有力，喉中痰鸣，异声秽语，偶有眩晕，睡眠多梦，喜食肥甘，烦躁易怒，口苦口干，大便秘结，小便短赤，舌红、苔黄腻，脉滑数者，可辨为儿童抽动障碍痰热扰动证。"诸热引肝风，有风则生痰。"小儿为纯阳之体，若性格急躁、任性，或喜食肥甘，则易化热生火，炼液为痰，痰郁而化热化火，肝风夹痰火上逆，上扰心神，闭阻清窍，或是由于肝旺而克脾土，脾气失于健运，水液潴留而成痰，痰热互结，上而蒙蔽心神，导致心神不宁，脾气烦躁易怒，抽动有力，甚至口出异声秽语。痰热蕴结，除出现抽动外，还有喉中痰鸣、大便秘结、舌苔黄腻的症状；痰火扰动心神，可出现眩晕多梦、睡眠不安的症状。

9. 儿童抽动障碍痰热扰动证怎么治疗？

儿童抽动障碍痰热扰动证由痰热互结，上扰心神所致，用清火涤痰，宁心安神法治疗。方用黄连温胆汤加减。常用药物有黄连、法半夏、陈皮、枳实、竹茹、茯苓、瓜蒌、胆南星、石菖蒲等。方中黄连清热宁心；法半夏、陈皮燥湿化痰；竹茹、胆南星、瓜蒌清热化痰；枳实降气化痰；茯苓健脾利湿化痰、宁心安神；石菖蒲豁痰开窍、醒神益智。烦躁易怒者，加柴胡、龙齿；大便秘结者，加大黄、芒硝等；吸鼻明显者，加辛夷、苍耳子、白芷；喉部异常发声者，加射干、青果、锦灯笼、山豆根。小儿脾常不足，抽动障碍儿童应避免食用辛辣刺激、油腻的食物，以免脾失健运而生痰；家庭和学校教育中应避免过度责备和其他精神刺激，以免肝郁气滞而导致痰火内结扰动心神。

10. 有哪些症状可以辨为风痰扰动证？

抽动障碍儿童表现不自主地发生各种抽动，包括皱眉眨眼，张口咧嘴，摇头耸肩，甩手踢腿，抽动有力，发作频繁，口出异声秽语，或伴有急躁易怒，心烦不安，大便偏干，小便短黄，舌质红，苔薄或薄黄微腻，脉弦或弦滑者，可辨

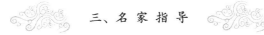

为儿童抽动障碍风痰扰动证。风痰的产生与肝肺脾肾密切相关。小儿感受外邪、饮食不节、情志失调等因素均可使肝肺脾肾功能失调，导致肝风内动，痰浊内生，风痰相搏，风动痰扰，横窜经脉，出现抽动。本病乃风与痰合而为病，风主要指内风，痰主要是无形之痰。风善行数变，无微不入，表里内外，皆可遍及；怪病多由痰作祟，痰之为病，随气而行，内至五脏六腑，外至四肢百骸，风与痰的致病特点本就相似。风与痰在病理上关系密切，往往风盛则生痰，痰盛则生风，形成恶性循环。风痰窜扰，无处不至，痰阻咽喉，则喉中怪声，时作咳痰状；痰扰心神，痰蒙清窍，则口出秽语；风痰上扰，则面部肌肉抽动，可见皱眉、眨眼、噘嘴等头面部症状；痰阻经络，筋脉拘急，则可见耸肩、跺脚等肢体抽动等。

11. 儿童抽动障碍风痰扰动证怎么治疗？

儿童抽动障碍风痰扰动证的中医治法为息风涤痰，平肝止抽。代表方为熄风涤痰汤加减，常用药有胆南星、菊花、天竺黄、蝉蜕、石菖蒲、炙远志、郁金、蜈蚣、青礞石等。其中石菖蒲、胆南星、天竺黄可祛痰息风，清心开窍，炙远志豁痰宁心，安神定志，四药相合，可达息风涤痰之功效。此外，方中郁金可疏肝气、平肝阳，菊花、蝉蜕可清肝热，蝉蜕兼有祛风止痉的功效，蜈蚣搜风通络止痉，青礞石既可坠痰下气，又可平肝镇惊。共同发挥息风涤痰、平肝阳、止抽动的作用。另外，要注重调理肺脾肾功能，以绝风痰化生之源。肺气宣降有常，脾气健旺，肾气充盛则痰无以生，风无以动，抽动自止。对于抽动障碍风痰扰动证患儿，尤应注意家庭管理，让孩子少食辛辣油腻等易生痰的食物，勿溺爱，也不要过分责备孩子，规律生活，合理奖惩。

12. 有哪些症状可以辨为外风引动证？

抽动障碍儿童表现喉中异声或秽语，挤眉眨眼，每于感冒后症状加重，常伴鼻塞流涕，咽红咽痛，或有发热，舌红，苔薄，脉浮数者，可辨为儿童抽动障碍外风引动证。小儿脏腑娇嫩，肺常不足，易受外邪侵袭，风为百病之长，若风热之邪犯肺，肺失宣肃，内外相召，外风引动内风则易诱发或加重抽动症状。而风性清扬，易袭阳位，常携外感六淫之邪经口鼻入侵肺卫，且风胜则动，因此，抽动障碍外风引动证的抽动部位多以头面部为主，表现为眨眼、皱鼻、咧嘴等，风热袭于咽喉，则喉发异声。风性善行而数变，故其症状常游移不定、迁延反复。风热犯肺，则除了抽动症状外还有鼻塞流涕，咽红咽痛，脉浮数等表现。

13. 儿童抽动障碍外风引动证怎么治疗？

儿童抽动障碍外风引动证的中医治法为疏风解表，息风止动，须用"微辛微苦"以辛开苦降、清肺平肝、肝肺同治。代表方为银翘散加减，常用药有金银花、连翘、牛蒡子、薄荷、桔梗、枳壳、黄芩、荆芥穗、木瓜、伸筋草、天麻、蝉蜕等。方中金银花、连翘、牛蒡子、薄荷疏散风热，宣肺

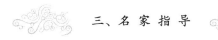

解表，且可解毒利咽；桔梗、枳壳、荆芥穗宣发肺气，载药上行；黄芩清热生津；木瓜、伸筋草舒筋活络；天麻、蝉蜕祛内外之风。诸药合用，疏清兼顾，重在清轻宣散、外风与内风同治。清嗓声明显者，加金果榄、锦灯笼、土牛膝；眨眼明显者，加菊花、决明子；吸鼻明显者，加辛夷、苍耳子、白芷。需要注意的是，外感风寒及湿热病初起者禁用此方，方中药物多为芳香清宣之品，不宜久煎。抽动障碍儿童一旦感邪患病，抽动症状会加重，因此平时要注重护养，加强体育锻炼，养成良好的生活作息习惯，以提高抵抗力，避免感受外邪。

14. 有哪些症状可以辨为气郁化火证？

患儿表现烦躁易怒，挤眉眨眼，张口噘嘴，摇头耸肩，发作频繁，抽动有力，口出异声秽语，面红耳赤，大便秘结，小便短赤，舌质红，舌苔黄，脉弦数者，可辨为儿童抽动障碍气郁化火证。随着社会进步家庭生活水平提高，家长对孩子学习成绩的要求也随之提高，易过分宠溺孩子或因怒其不争而过度责骂，且小儿本身情绪不稳，导致小儿情志不遂，肝气郁结，久而气郁化热化火而发病。肝喜条达而恶抑郁，内有郁热，波及肝经，肝失濡养，肝开窍于目，肝主升主筋，风火动于上，可见挤眉眨眼、张口噘嘴、摇头耸肩等头面部抽动症状。肝其志为怒，郁而化火，所以除了上述抽动症状外，还可见烦躁易怒、面红目赤、大便秘结、小便短赤等。

15. 儿童抽动障碍气郁化火证怎么治疗?

儿童抽动症气郁化火证的治法为清肝泻火,息风止惊,方用清肝达郁汤加减,常用药物有栀子、菊花、牡丹皮、柴胡、薄荷、青橘叶、白芍、钩藤、蝉蜕、琥珀、茯苓、甘草等。栀子、菊花、牡丹皮清肝泻火;柴胡、薄荷、青橘叶疏肝解郁;钩藤、白芍、蝉蜕疏风清热,祛风止痉;琥珀、茯苓宁心安神;甘草调和诸药。急躁易怒者,加龙胆、青黛;大便秘结者,加槟榔、瓜蒌子;喉中有痰者,加浙贝母、竹茹。另外,对于抽动症气郁化火证患儿,家长不可过于溺爱或过度责骂,应在提升自身情绪管理水平的基础上用适宜的方式教育孩子,帮助孩子疏导负面情绪,培养平和、乐观的性格。

16. 有哪些症状可以辨为脾虚肝亢证?

抽动障碍儿童表现抽动无力,时发时止,时轻时重,眨眼皱眉,噘嘴搐鼻,腹部抽动,喉出怪声,精神倦怠,面色萎黄,食欲不振,形瘦性急,夜卧不安,大便不调,舌质淡,苔薄白或薄腻,脉细或细弦者,可辨为儿童抽动障碍脾虚肝亢证。脾为后天之本,气血生化之源,小儿脾常不足,若饮食不节,则易振伤脾胃,脾气不运,致水谷精微不能化生,气血生化乏源;小儿肝常有余,肝木克脾土,土虚木旺,"脾土虚弱,肝木乘之,故筋挛而作搐"。脾主肌肉四肢,脾气虚失于健运,气血生化乏源,四肢、肌肉、筋脉失于濡养,则抽动无力;肝开窍于目,肝风亢动,则见眨眼、皱眉等;脾气虚弱,运化失

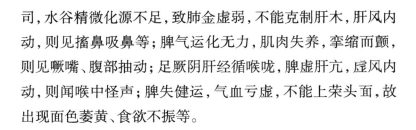

司，水谷精微化源不足，致肺金虚弱，不能克制肝木，肝风内动，则见搐鼻吸鼻等；脾气运化无力，肌肉失养，挛缩而颤，则见噘嘴、腹部抽动；足厥阴肝经循喉咙，脾虚肝亢，虚风内动，则闻喉中怪声；脾失健运，气血亏虚，不能上荣头面，故出现面色萎黄、食欲不振等。

17. 儿童抽动障碍脾虚肝亢证怎么治疗？

儿童抽动障碍脾虚肝亢证用扶土抑木，调和肝脾法治疗，方用缓肝理脾汤加减。常用药物有党参、白术、茯苓、山药、柴胡、白芍、当归、陈皮、酸枣仁、甘草等。方中党参补中益气，健脾益肺；陈皮、茯苓、白术、甘草健脾化痰，培后天之本；山药气阴双补；柴胡疏肝平肝；白芍和血柔肝，养阴平肝；当归补血活血；酸枣仁补肝阴且宁心安神。抽动频数加葛根、天麻；肝气亢旺加钩藤、生龙骨；手足蠕动频繁加木瓜、伸筋草、鸡血藤；腹部抽动明显加木瓜、枳壳，重用白芍、甘草；搐鼻加辛夷、苍耳子；食欲不振加谷芽、焦山楂、鸡内金；睡眠不安加柏子仁、珍珠母。兼心气虚者，合用甘麦大枣汤。抽动障碍儿童平时应规律饮食，避免暴饮暴食，少吃油炸、烧烤、辛辣刺激、生冷等食物，以免损伤脾胃。

18. 有哪些症状可以辨为脾虚痰聚证？

抽动障碍儿童表现抽动日久，发作无常，抽动无力，嘴角抽动，皱眉眨眼，喉中痰声，形体虚胖，食欲不振，困倦多寐，面色萎黄，大便溏，舌淡红、苔白腻，脉沉滑者，可辨为儿童抽动障碍脾虚痰聚证。"脾为生痰之源"，痰生怪症。小儿脏腑娇嫩，有"脾常不足"的生理特点，易被饮食所伤。平素过食肥甘厚腻或进食零食、生冷过多，均可损伤脾胃，致脾失健运，津液不能输布而水湿凝聚成痰，痰浊内生，导致气机不畅，筋脉失养，经筋拘急而发抽动。气血生化乏源，四肢、肌肉、筋脉失于濡养，则抽动无力，发作无常；痰浊循经上扰咽喉，则喉中痰声；痰湿阻于头部经络，不通则不荣，出现噘角抽动、皱眉眨眼；脾虚气血不能荣养肌肤则面色萎黄，痰湿阻遏，则形体虚胖、困倦多寐。

19. 儿童抽动障碍脾虚痰聚证怎么治疗？

儿童抽动障碍脾虚痰聚证治以健脾柔肝，行气化痰，方用十味温胆汤加减。常用药物有陈皮、法半夏、枳实、茯苓、炒酸枣仁、五味子、太子参、白术等。方中法半夏辛温，燥湿化痰，和胃止呕；陈皮理气行滞，燥湿化痰；枳实降气导滞，消痰除痞；茯苓健脾渗湿，以杜生痰之源；炒酸枣仁宁心安神；五味子益气生津，补肾宁心；太子参益气健脾；白术健脾益气，燥湿消肿。痰热者，加黄连、胆南星、瓜蒌；肝郁气滞者，加柴胡、郁金、白芍；纳少者，加焦六神曲、炒麦芽等。脾虚痰聚证的抽动障碍儿童要注意祛痰时顾护脾胃，慎用易损伤脾胃的寒凉药物。平素要忌食生冷、肥甘之物，避免暴饮暴食。另外，忧思伤脾，家长应运用正确的方式教育孩子，以免由于过度责罚导致孩子情绪抑郁，久之损伤脾胃。

20. 有哪些症状可以辨为阴虚风动证?

抽动障碍儿童表现肢体抖动,筋脉拘急,摇头耸肩,挤眉眨眼,口出秽语,咽干清嗓,形体消瘦,头晕耳鸣,两颧潮红,手足心热,睡眠不安,大便干结,尿频或遗尿,舌红、少津,苔少或花剥,脉细数者,可辨为儿童抽动障碍阴虚风动证。小儿稚阳未充,稚阴未长,阳常有余,阴常不足,肾常不足,脾常不足。若小儿先天不足,肾气亏虚,或病久伤阴,或肝病及肾,肾阴虚损,水不涵木,虚风内动,则出现挤眉弄眼、摇头扭腰、抽动无力等症。脾为后天之本,小儿脾胃功能发育尚未完善,如果家长喂养失当,饮食不节,损伤脾胃,脾虚不运,气血生化乏源,使其他脏腑濡养不足,肾阴不足,肝风内动,经脉失养,出现抽动症状。肝风上扬,伤及头面,可见头摇、眨眼、皱眉;血虚生风,筋脉失养也可见肢体颤动。阴虚阳亢,则有头晕耳鸣,两颧潮红、手足心热、大便干结等。抽动障碍是一种慢性疾病,且病情容易反复,病程较长,疾病后期尤易出现久病伤阴耗血致阴虚风动证。

21. 儿童抽动障碍阴虚风动证怎么治疗?

儿童抽动障碍阴虚风动证的治法为滋阴养血,柔肝息风,代表方为六味地黄丸加味。常用药物有地黄、山萸肉、山药、丹皮、茯苓、泽泻、白芍、麦冬、当归、龟甲、龙骨、甘草等。前六味药是六味地黄丸的组方药物,六味地黄丸出自北宋钱乙《小儿药证直诀》一书,原书中称"地黄丸",是补肾阴的名方。另加白芍、麦冬、当归滋阴养血柔肝；龟甲、龙骨滋补肾阴，潜阳镇静安神；甘草调和诸药。合并多动者，加石决明、煅磁石；注意力不集中、学习困难明显者，加石菖蒲、远志、益智仁；病久者，加丹参、红花等。需要注意的是，若阴液虽亏而邪热尤盛者，则不宜用此方，可改用知柏地黄丸加减治疗。孩子出现抽动症状，家长应及时带孩子就诊，避免延误治疗使其发展为慢性抽动障碍。另外，抽动障碍早期治疗慎用辛温燥湿之品，以免伤阴动血成阴虚风动证。

22. 治疗眨眼等眼部症状可用哪些中药？

儿童抽动障碍除了辨证治疗外，还要根据患儿不同的抽动部位、抽动症状及药物特性、归经等选取中药进行随症加减。如患儿有眨眼、挤眼、挑眉等眼部症状，可随主方选加谷精草、密蒙花、青葙子、木贼、桑叶、菊花、潼蒺藜、决明子、首乌藤、枸杞子、蝉蜕等。需要注意的是，因眼部疾病眨眼长期未愈的患儿易发展为抽动障碍，而相当比例抽动障碍的首发症状为眨眼，因此孩子如果出现眨眼、挤眼的症状，需要首先去眼科检查，排除细菌性结膜炎、过敏性结膜炎、干眼症、倒睫、眼睑肌阵挛等眼病以及看手机、打电子游戏用眼过度所致。

23. 治疗摇头、点头等头颈部症状可用哪些中药？

如患儿出现摇头、点头、耸肩等头颈部症状或抽动以上述头颈部症状为主的,可在方中加葛根、蔓荆子、藁本、川芎、羌活、蝉蜕、天麻、首乌藤等。需要注意的是,患儿出现头颈部症状,应进行张口位颈椎 X 线检查,以确定患儿是否有寰枢关节半脱位,如果半脱位情况不严重,可运用针灸、推拿配合药物治疗,嘱咐患儿平时注意保持合理的姿势,如果半脱位情况严重,需要进行专科治疗。

24. 治疗张口、歪嘴、伸舌等口部症状可用哪些中药?

如抽动障碍儿童出现张口、歪嘴、伸舌、口角抽动等口唇部症状或抽动以上述症状为主的,可在方中加黄连、白附子、天麻、白芷、葛根、连翘、蝉蜕等中药。

25. 治疗清嗓、秽语等发声性抽动可用哪些中药?

如患儿出现清嗓、喉中吭声、秽语等发声性抽动可选用射干、板蓝根、山豆根、僵蚕、牛蒡子、地龙、蝉蜕、麦冬、玄参、木蝴蝶、大青叶、锦灯笼、青果、芦根等中药。值得注意的是,孩子经常清嗓、喉中吭声,需要与慢性咽喉炎、慢性扁桃体炎、过敏性鼻炎、反流性咽喉炎等相鉴别。另外,咽喉炎、扁桃体炎等长期不愈也可进展为抽动障碍。

26. 治疗吸鼻、搐鼻等鼻部症状可用哪些中药?

如抽动障碍儿童出现吸鼻、搐鼻等鼻部症状可在方中加苍耳子、辛夷、荆芥、白芷、蜜百部、首乌藤、木蝴蝶等中药。需要注意的是,患儿出现鼻部抽动需要与过敏性鼻炎相鉴别,而过敏性鼻炎也可诱发或加重抽动症状,因此需要及时治疗过敏性鼻炎,如存在尘螨过敏等情况,可考虑脱敏治疗。

27. 治疗搓手、甩手、踢腿等四肢抽动可用哪些中药?

如患儿出现搓手、甩手、踢腿等四肢抽动症状,可在方中加伸筋草、鸡血藤、络石藤、木瓜、桑枝、炙桂枝、独活、牛膝、全蝎等中药。需要注意的是,四肢抽动尤其要与风湿性舞蹈症、肝豆状核变性、手足徐动症等相鉴别。

28. 治疗腹部抽动可用哪些中药?

如抽动障碍儿童主要表现为腹部抽动,可在方中加白芍、炙桂枝、木瓜、甘草、藿香、苏梗、枳壳、槟榔等中药。

29. 虫类药可以用于治疗抽动障碍吗?

虫类药与植物类中药相比具有走窜通达,效专力强的特点。全蝎、蜈蚣、僵蚕、地龙、蝉蜕、蛇蜕等虫类药常用于治疗儿童抽动障碍。虫类药具有平肝息风、化痰止痉、舒筋通络的功效。现代药理学研究表明,虫类药中的胺类、氨基酸类、肽类物质可通过调节中枢神经系统、抗变态反应、补充微量元素、提高免疫功能等发挥作用。其中蝉蜕、僵蚕适用于轻症，全蝎、蜈蚣、地龙适用于抽动部位多、症状较重的患儿。虫类药亦可根据患儿临床症状进行选择使用：比如眨眼、挤眼宜用蝉蜕、蛇蜕；清嗓、喉中吭声用蝉蜕、僵蚕、地龙；抽动频繁严重，可以用全蝎、蜈蚣。使用虫类药需遵循"祛邪而不伤正""攻补兼施"的原则。首次使用虫类药时，从小剂量开始，以免出现过敏反应。有些虫类药如全蝎、蜈蚣具有毒性，可通过与其他药物配伍、控制用量以及不同虫类药交替使用以减低毒性。

30. 中药副作用大吗？

中医药为抽动障碍的诊断与治疗提供了另一条重要的思路和方法，毒副作用小，疗效持续稳定。

中药的副作用主要表现在两方面，一是药物本身的毒性，二是因辨证不准、处方用药偏差而导致对人体气血阴阳的损伤。除了少数虫类药物之外，大多数用于治疗抽动障碍的中药没有毒性，并且在处理中药毒性方面，中医有系统的中药炮制方法以减少或消除药物的毒性。尽管中医药在疾病机制阐明、循证探索、组化分析等现代研究方面优势还不足，但中医药有其完整的理论、治疗、方药体系，中药治疗抽动障碍就是在中医理论指导下针对个体患者进行中医辨证，运用中药方剂调治阴阳、气血、寒热、虚实，从而从整体层面达到治疗疾病的目的，因此对医生的中医水平有较高的要求。近 20 多年来，随着中医对该病研究的不断深入，在大量的中医药临床对照研究的基础上，2019 年 1 月，国内该领域专家提出并修订完善了最新的《中医儿科临床诊疗指南·抽动障碍》，该指南对抽动障碍的定义、诊断与鉴别诊断、中医辨证、分证论治、中成药治疗、针灸、推拿疗法、心理行为疗法以及预防和调护都做了阐述。不仅对推广、规范中医药诊断与治疗儿童抽动障碍有重要的意义，而且能有效地减少因不合理运用中药而出现的副作用。虽然中药在治疗起效时间上较西药可能要长，但中药相较西药毒副作用要小，对神经系统方面的不良影响也更轻微。无论中药还是西药，只要是长期口服都需要关注药物对肝、肾功能的影响。同样，对于慢性、复杂性、难治性抽动障碍，尤其是合并其他心理行为疾病的抽动障碍，中医的准确辨证是避免中药副作用的关键。

（四）中成药治疗

1. 哪些中成药可以用于治疗抽动障碍？

常用于治疗儿童抽动障碍的中成药有菖麻熄风片、九味熄风颗粒、芍麻止痉颗粒、杞菊地黄丸、礞石滚痰丸、静灵口服液、小儿智力糖浆等。中成药必须在医生的指导下根据患儿病情准确辨证使用，服用时要注意可能出现的不良反应，对某些重要成分过敏的患儿要谨慎使用。长期大剂量服用的患儿应定期检查肝肾功能。

2. 菖麻熄风片适用于哪种抽动障碍？

菖麻熄风片（原名熄风止动片），组成为白芍、天麻、石菖蒲、珍珠母、远志。功效为平肝息风，安神化痰。适用于轻中度儿童抽动障碍属肝风内动夹痰证者，症见头、颈、五官或肢体不自主抽动，喉中发出异常声音，伴烦躁易怒、多梦易惊，舌红苔白腻，脉弦滑等。用法：口服。4~6岁，一次1片；7~11岁，一次2片；12~14岁，一次3片；均一日3次。每4周为一疗程。

3. 九味熄风颗粒适用于哪种抽动障碍？

九味熄风颗粒（原名金童颗粒），组成为熟地黄、龙骨、龟甲、天麻、龙胆、钩藤、僵蚕、青礞石、法半夏。具有滋阴补肾，平肝息风，化痰宁神的功效，适用于儿童抽动障碍证属肾阴亏损，肝风内动者。用法：开水冲服。4~7岁，每次6g；8~10岁，每次9g；11~14岁，每次12g。一日2次。每6周为一疗程。

4. 芍麻止痉颗粒适用于哪种抽动障碍？

芍麻止痉颗粒（原名五灵颗粒、止动颗粒），组成为白芍、天麻、蒺藜、钩藤、灵芝、首乌藤、酸枣仁、五味子、栀子、胆南星、黄芩。主要功效为平抑肝阳，息风止痉，清火豁痰。用于抽动障碍中医辨证属肝亢风动、痰火内扰者，症见头面部、颈、肩、躯干及四肢肌肉不自主的抽动或伴有口鼻、咽喉部的异常发声，急躁易怒、手足心热、睡卧不宁、大便偏干、小便短黄、舌红苔薄黄或薄黄腻。用法：冲服，5~12岁，一次2袋，一日3次；13~18岁，一次3袋，一日3次。8周为一疗程。

5. 杞菊地黄丸适用于哪种抽动障碍？

杞菊地黄丸的组成为枸杞子、菊花、熟地黄、酒萸肉、牡丹皮、山药、茯苓、泽泻，主要功效是滋肾养肝，适用于抽动障碍阴虚风动证。用法：口服。小蜜丸每次3~8丸，一日2~3次。

6. 礞石滚痰丸适用于哪种抽动障碍？

礞石滚痰丸的组成为金礞石（煅）、沉香、黄芩、熟大黄，主要功效是降火逐痰，适用于抽动障碍痰热扰动证。用法：口服。每次服3~5g，一日2~3次。

7. 静灵口服液可以用于抽动障碍吗？

静灵口服液由熟地黄、山药、茯苓、牡丹皮、泽泻、远志、龙骨、女贞子、黄柏、知母（盐）、五味子、石菖蒲组成。具有滋阴潜阳，宁神益智的功效，适用于儿童多动症、抽动障碍肾阴不足，肝阳偏旺者。用法：口服。3~5岁，一次半瓶，一日2次；6~14岁，一次1瓶，一日2次；14岁以上，一次1瓶，一日3次。有研究报道静灵口服液联合西药治疗儿童抽动障碍远期预后良好，复发率低。

8. 小儿智力糖浆可以用于抽动障碍吗？

小儿智力糖浆由龟甲、龙骨、远志、石菖蒲、雄鸡组成。具有开窍益智，调补心肾，滋养安神的功效，用于儿童多动症、抽动障碍心肾不足，肝肾阴虚者。用法：口服。一次10~15ml，一日3次。3个月为一疗程。有研究报道小儿智力糖浆治疗儿童抽动障碍疗效确切，可能出现轻微的胃肠道不良反应。

9. 小儿黄龙颗粒可以用于抽动障碍吗？

小儿黄龙颗粒由熟地黄、白芍、麦冬、知母、五味子、煅龙骨、煅牡蛎、党参、石菖蒲、远志、桔梗组成，具有滋阴潜阳、安神定志的功效。可用于治疗多动症、抽动障碍中医辨证属阴虚阳亢证，尤其适用于抽动障碍合并多动症，症见肢体震颤，筋脉拘急，摇头耸肩，挤眉眨眼，口出秽语，多动不宁，神思涣散，多言多语，性急易怒，伴见形体消瘦，头晕耳鸣，两颧潮红，手足心热，睡眠不安，大便干结，舌红、少津，苔少光剥，脉细数者。用法：温开水冲服。6~9岁，一次1袋，一日2次；10~14岁，一次2袋，一日2次。6周为一疗程。个别患儿用药后可能出现呕吐、腹泻等不良反应。

10. 膏方可以治疗儿童抽动障碍吗？

膏方是中药的又一剂型，常用于治疗慢性病，膏方是传统医学的精华,具有全面调理体质、药物浓度高、稳定持久、药力缓和、服用方便、口味较好、易储存易携带等独特的优势。膏方在儿童抽动障碍中常用于后期虚证的治疗,多在冬季使用。儿童抽动障碍后期常出现肝肾阴虚证候,如抽动基本控制,这时可运用膏方进行巩固治疗。膏方选药视患者的体质,辨证施治,施以补益肝肾,调整阴阳,祛风止抽之剂。膏方可随症加减,量体组方,根据患儿的具体症状加减药味,辅以细料,药食同源,加糖收膏。抽动障碍是一种慢性、波动性疾病,患儿服药时间长,服药依从性差,膏方较一般汤剂口味更佳、服用方便,对于儿童尤为适用。但需注意,不是所有的抽动障碍儿童都适宜服用膏方,抽动障碍初期,证属实证、热证者不宜服用。

(五)针灸推拿治疗

1. 儿童抽动障碍可以用针刺治疗吗?

国内外多项临床研究表明,针刺可以用于治疗儿童抽动障碍。特别对于年龄小于 10 岁的轻症抽动障碍儿童,疗效较为明显,对于大于 10 岁的患儿或者重症患儿,针刺亦可联合心理行为治疗、西药治疗、中药治疗等使用。针刺疗法可充分发挥三因制宜、辨证论治、简便、灵活的优势,能有效缓解患儿病情,并调理患儿饮食、睡眠、情志等,副作用少,安全性高。研究发现,针刺能促进抽动障碍患者的神经发育和

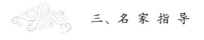

生长,改善脑内单胺类神经递质代谢水平,进而从神经解剖和生理病理上对本病起到调节作用。

2. 针刺怎么治疗抽动障碍?

常用于治疗儿童抽动障碍的针刺方法主要有体针、头针和耳针。在治疗本病时以头部选穴为主,配合督脉、足少阴、足厥阴、足少阳、手少阴经远端穴位,达到调节阴阳、息风止痉、安神定志等功效,改善患者抽动障碍症状。主穴取四神聪、百会、合谷、印堂、肝俞、筋缩,辅穴依据患儿症状进行选择。眨眼频作者取太阳、鱼腰、阳白、丝竹空;吸鼻、搐鼻者取迎香、四白、巨髎;口唇抽动者取颊车、下关、地仓;喉中发声者取廉泉、天突、咽四针(甲状软骨、环状软骨左右各2穴);摇头、耸肩者取列缺、大椎、肩井、肩髃、肩髎、肩贞;腹部抽动者取中脘、天枢、关元、气海;上肢抽动者取曲池、手三里、外关、肩髃,下肢抽动者取丰隆、足三里、阳陵泉、三阴交;急躁易怒者加神庭、太冲、行间。

慢性寰枢关节半脱位型儿童抽动障碍由"寰枢关节错位"这一器质性结构改变导致功能异常,患儿可出现摇头、点头、耸肩等症状。运用针刺治疗可疏通经络,调节阴阳,有效缩短抽动症状消失时间,缓解颈部肌肉疲劳。常选用四神聪、大椎、肩井、风池、颈项点(手食指掌指关节背侧尺侧缘,半握拳取之)等主穴进行针刺治疗。

耳针治疗儿童抽动障碍常选用皮质下、神门、心、肝、肾等耳穴,目前更多使用耳穴贴压方法,与耳穴针刺相比更加简便易施，并且能够反复刺激穴位，疗效稳定。

施针时采用 0.25mm×40mm 针刺针，四神聪、百会、印堂、阳白、鱼腰、丝竹空、列缺、神庭平刺，肝俞、筋缩、太阳、迎香、巨髎、地仓、廉泉、天突、大椎、风池斜刺，余穴均直刺，太冲、行间行泻法，余穴行平补平泻法。隔日 1 次，每次留针 20~30 分钟。

不同医家对针刺治疗抽动障碍有独到的见解。如靳三针选用四神针、脑三针、定神针、手智针、痫三针治疗儿童抽动障碍。还有医家运用方氏头针、腹背交替针刺疗法等治疗儿童抽动障碍。

3. 针刺治疗抽动障碍有什么注意事项？

针刺治疗儿童抽动障碍较为安全，但因其为有创性操作，患儿和家长可能仍然心存顾虑。应根据患者的体质状态，确定治疗量。针刺前，要注意患者的功能状态，刚活动完的患儿要让其安静片刻后再进行针刺。有个别患儿对针刺过于恐惧，或出现晕针，或对金属器具过敏等，要避免使用针刺治疗。对于年龄较小的抽动障碍儿童，难以控制其静止，留针时间不宜过长，留针过程中要注意不要因为患儿活动过多而导致弯针、断针，避免针刺针被患儿自行拔掉的情况。对低龄抽动障碍儿童行针手法要轻柔，头面部更需谨慎行针。

4. 推拿可以治疗抽动障碍吗？

推拿疗法是以中医基础理论、中医临床实践为指导，通过专业手法在人体体表穴位进行操作，通过疏通经络、扶正祛邪、调整脏腑气血功能，从而达到预防、治疗小儿多种疾病的方法。推拿疗法具有可行性强、安全有效、不良反应少、施治灵活、整体调节等优势，可作为治疗儿童抽动障碍的辅助疗法。推拿治疗儿童抽动障碍可每日1~2次或隔日1次，每次20~30分钟，可长期使用推拿治疗。

5. 面部抽动如何推拿？

儿童抽动障碍的推拿治疗主穴可点揉百会、四神聪，配穴可根据抽动发生部位和证型选取。百会内连于脑，为百脉之会，为督脉之要穴，足三阳经、足厥阴经、督脉等经脉交会于此，贯通全身气血，具有祛风定惊、镇肝潜阳、息风止痉、健脑益智的作用，主治头面五官病、神志病等。四神聪为奇穴，可镇静益智，安神醒脑，常用于治疗头面部、神志疾病、儿童抽动障碍、多动症等。面部抽动还可点揉合谷，"面口合谷收"，合谷可调和脏腑经络之气，镇静宁心安神。面部抽动者，用食指按揉迎香、下关、地仓、颊车、颧髎等穴位及轻揉眼眶，至有酸胀感为宜。还可用儿科推拿常用的头面四大手法（开天门、推坎宫、掐揉耳后高骨、运太阳）或横扫头部两侧少阳经。眨眼皱眉可点按阳白、攒竹、鱼腰、四白、睛明、承泣、瞳子髎、丝竹空等眼周穴位，或做眼保健操；如患儿皱鼻、吸鼻、搐鼻等可按揉迎香、捏鼻翼、擦鼻通、揉印堂等鼻周穴位；如患儿清嗓、喉中发声可清肺经，按揉天突、膻中等。

6. 头颈部抽动如何推拿？

头颈部抽动如摇头、点头、耸肩者，除抽动障碍主穴外可加按揉天柱、列缺、人迎，拿肩井、风池、颈项，加推桥弓、颈后三线及放松颈肩部肌肉。

对于寰枢关节半脱位的患儿，可使患儿取俯卧位或坐位，施四指推法于颈肩部，从上项线（约斜方肌起点处）至颈根部（约平第 1 胸椎处），对称用力拿捏颈旁肌肉，操作 10 分钟；施擦法于颈根部至肩胛部，操作 10 分钟；配合拇指点按百会、四神聪、风池、风府、背夹脊穴、长强穴，每穴点按 10 秒。由于寰枢关节位于上颈段，且解剖结构复杂，毗邻重要神经、血管，需专业医师进行推拿治疗，并且在推拿过程中切忌粗暴和使用蛮力，以免造成损伤。

7. 腹部抽动如何推拿？

对于以腹部抽动为主要症状的抽动障碍儿童，除推拿主穴外可按揉中脘、天枢，全掌摩腹部，通过手掌抚于患儿脐部，迅速以顺时针方向揉转，拿肚角、拿膈肌，分腹阴阳，以放松腹部肌肉。中脘为胃经募穴，八会穴之腑会，具有调中和胃，消食化积的作用；天枢为脾经穴位，大肠经募穴，有理气消滞的功效。中脘、天枢与补脾经相配，可健脾益气，化痰消积，并能缓解腹部抽动。全腹也是一个大的穴位，腹内充满着多个脏腑，且有多条经脉在此通过，如任脉、肾经、脾经、胃经等，通过全掌摩按腹部不仅能调和相应脏腑，还能够调节全身的气血经络,对全身各部的抽动症状均有改善作用。

8. 四肢抽动如何推拿?

如上肢抽动可采用拇指揉按曲池、曲泽、手三里以及尺泽,揉肩,搓热为宜。如下肢抽动可点按涌泉、太冲、复溜、太溪、足三里等,双下肢交替进行后,按揉大腿,由上至下,最后为小腿,重点拿揉抽动相应部位,以四肢肌肉稍酸胀为宜。

9. 推拿治疗抽动障碍如何随证加减?

除根据抽动部位进行推拿外,还可根据患儿的中医证型随证加减进行推拿治疗。如肝亢风动证可按揉合谷、太冲,二穴配伍称为四关,合谷主阳,太冲主阴,两穴配合推拿能调和阴阳,镇静安神,平肝息风,肝亢风动证还可清天河水、捣小天心;气郁化火证可清肝经,补脾经,按揉足三里,揉二人上马,摩囟门,揉印堂,分手阴阳,退六腑,点揉气海,捏脊;肝肾不足证可取穴复溜、太溪、志室、意舍、脾俞、肾俞、脊柱,施以轻柔按揉力度;脾虚肝亢证可清肝经,补脾经,补肾经,点按小天心,掐揉五指节,按揉足三里、合谷、太冲、天枢、肝俞、脾俞,捏脊;脾虚痰聚证可补脾经,按揉足三里,揉板门,运内八卦,清肝经,揉膻中,按揉印堂,开天门、推坎宫,摩囟门,捏脊;阴虚风动证可补肾经,补脾经,按揉二马穴,揉涌泉,按揉三阴交,清肝经,摩囟门,揉印堂,开天门,分推坎宫,捏脊。

10. 推拿治疗抽动障碍有什么注意事项？

推拿常用作儿童抽动障碍的辅助疗法，因其简便易行，无副作用，备受患儿家长青睐。作为辅助疗法，推拿需配合药物治疗、心理行为治疗等才可获得明显疗效。值得注意的是，虽然推拿简便易行，但要避免去无行医资格的机构推拿，家长不可随意对患儿进行施治，需接受专业人员的指导后才可对患儿进行推拿。另外，对儿童的推拿手法要轻快柔和，特别对于颈部等特殊部位，切忌手法粗暴，以免造成损伤。

11. 耳穴贴压可以用于治疗抽动障碍吗？

耳穴贴压疗法属中医外治法之一，是将籽粒固定在特定的耳穴上，并按压以刺激用于治疗疾病的一种方法。耳为宗脉之海，沟通人体脏腑经络、组织器官、四肢百骸，所以耳穴治疗具有调整阴阳、调理气血、柔肝健脾、交通心肾、疏经通络、镇静安神止抽的作用，临床上广泛用于治疗儿童抽动障碍。耳穴贴压以辨证论治为基础，通过整体调整，弥补药物治疗的局限性，根据不同患儿的临床特点，全面改善患儿身体功能状态，调节患儿阴阳平衡和脏腑功能，从而达到改善抽动症状的目的。从现代解剖学来看，耳郭中大量分布着三叉神经、面神经、迷走神经、舌咽神经和颈丛神经等，具有调节人体各脏器功能状态的作用。因耳穴贴压法简便易行，可持续刺激穴位，相比针刺痛苦较小，与药物治疗、心理行为

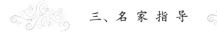

治疗联合使用效果较好，几乎无副作用，更易被患儿和家长接受。

12. 耳穴贴压治疗抽动障碍如何选穴？

耳穴贴压治疗儿童抽动障碍取穴：主穴常选取抽动穴、神门、心、肾、肝、脑、内分泌、交感、皮质下等；配穴根据患儿抽动部位常取眼、目 1、目 2、咽喉、口、内鼻、外鼻等。抽动穴（位于耳尖下缘）为治疗儿童抽动障碍的经验用穴；皮质下调节大脑皮质功能，宁神镇静、醒脑提神；交感可调节自主神经功能紊乱，并有解痉活血的功效。脑穴与皮质下、神门、交感、心配合，健脾益肾、清心安神通窍，改善大脑神经功能紊乱；肝穴可起疏风止痉之功效；肾穴补肾填精健脑；肝亢则风动，取肝穴可疏肝解郁缓急，养血平肝，息风止痉；内分泌穴益肾气，通经络。每次取 5~6 穴，交替使用。操作方法：常规耳郭消毒，选用王不留行籽贴在约 6mm × 6mm 医用胶布中央，籽压贴敷于耳穴上，嘱患儿或其家长每日给予揉按 5~8 次，可用拇指与食指沿着耳穴附近进行按压与揉捏，单次时间 30~60 秒，以耳郭微红热、局部酸胀麻痛为度。可根据患儿的耐受程度调整施治频率和揉捏力度，如贴压 1 天休息 1 天，或贴压 5 天休息 2 天，两耳交替。

13. 耳穴贴压治疗抽动障碍有什么注意事项？

耳穴贴压治疗儿童抽动障碍需起病初期隔日复诊，症状减轻后每 3 日复诊,逐渐每周一复诊至每月一复诊,根据病情更换穴位。治疗达治愈或有效时巩固治疗 1~2 次后停止治疗。耳穴贴压治疗儿童抽动障碍为无创疗法,且安全性较高,几乎无副作用。贴压时注意医用胶布避免受潮、污染。如局部皮肤出现瘙痒或粟粒样丘疹等过敏症状应停用或改用脱敏胶布。夏季使用耳穴贴压治疗抽动障碍时,选取耳穴不宜过多,贴压时间不宜过长。如治疗后耳穴局部红肿、破损,或伴有少量渗出,则为耳郭皮肤感染,需及时停用并就医处理。如单用耳穴贴压治疗效果不佳或抽动部位较多或病情较为复杂时,可用耳穴贴压联合药物或其他非药物疗法治疗。

(六)其他治疗

1. 心理行为疗法治疗抽动障碍有哪几种?

治疗抽动障碍的心理行为疗法有 7~8 种,包括密集练习、放松训练、自我觉察、基于功能或情境的管理方法、习惯逆转训练、暴露和阻止应答、认知行为治疗和综合性抽动行为疗法等。有些心理行为疗法是单一的治疗技术方法,如密集练习、放松训练等,但是目前应用比较多、具有疗效的治疗技术大多是综合性的治疗技术,如习惯逆转训练、综合性抽动行为疗法等。

2. 密集练习如何治疗抽动障碍?

密集练习也称为密集消退练习,指让患儿在短时间内主动快速重复其抽动症状,如1分钟内重复数次到数十次。通过快速重复抽动症状,让身体或抽动部位产生疲劳性抑制或不应期,实现抽动的减少或消退,如孩子的抽动表现为频繁眨眼,家长可以让孩子快速反复眨眼以消退抽动。密集消退练习是最常用的抽动障碍行为治疗方法之一。国外有一项研究发现,只有17%的抽动孩子可以缓解症状。虽然密集消退练习比较容易实施,但是孩子密集练习后易产生疲劳性不适感,而且感觉这种练习过于无聊,孩子往往不愿意配合。由于只是消退性练习,并不能改变抽动的反复出现,所以家长一般也没有什么信心。

3. 放松训练如何治疗抽动障碍?

抽动障碍儿童在感受到压力、紧张、焦虑的时候,抽动症状会明显增多。放松训练也是松弛疗法,通过一定程式有规律的训练,可以让孩子学会从精神上和身体上进行放松,通过放松肌肉和缓解紧张、焦虑,从而减少抽动症状。有研究发现,患儿抽动症状与姿势有关,抽动症状在坐着时频繁,在躺下时减少,而躺下的姿势也是心理咨询常常选用的体位,躺下的体位可以让肌肉很好地放松。在以往积累的研究也显示,放松训练可减少抽动频率,但是以放松训练单独治疗抽动障碍并无明显效果。所以,放松训练常作为综合性抽动行为疗法的组成部分之一,后面提到的习惯逆转训练疗法(HRT),也常常结合应用放松疗法。

放松训练分为呼吸放松和肌肉放松两种形式。

附:

呼吸放松训练

1. 假设你是一个气球,在充满空气的时候变大,而在气体排出旳时候变小。

2. 将你的一只手放在腹部,另外一只手放在胸部。

3. 通过你的鼻子呼吸,做吹气球的动作,保持3秒,好,呼出气体——消除身体所有焦虑的感觉。告诉自己"放松"。

4. 再做一遍。

5. 当你感到放松的时候,想象你来到了你喜欢的地方——一个你感觉舒服和放松的地方。

请记住,就像可以使身体紧张一样,你可以通过练习来放松身体。

肌肉放松训练

小朋友我们一起来做游戏吧。

现在找一个你觉得舒服的地方,用你觉得舒服的姿势坐下来,自然地深呼吸,现在想象你的两只手里面各握着半颗柠檬,你现在要用尽全身的力气把柠檬里面的汁挤出来,用力,再用刀,对,就这样,把里面的汁都挤出来,加油再努力一点、1、2、3,好的,终于都挤出来了,现在放松,体会胳膊

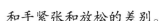

和手紧张和放松的差别。

现在想象你是一只小乌龟，你正在一个湖边晒太阳，温暖的阳光照着你的身体，你感到非常放松和舒服，突然，你发现危险来了，你需要快点把你的头缩到乌龟壳中，对，就这样，脑袋一点不露、完完全全缩到乌龟壳中，敌人还没走，保持住，对，就这样。1、2、3，现在敌人走了，你可以把脑袋伸出来了。体会你脖子肌肉紧张和放松的差别。

现在想象你是一只懒猫，你要伸个懒腰，你伸懒腰的时候要用你的双臂去够头顶上的天花板，还差一点，你要使劲向上伸胳膊，对，就这样，继续，就快够到了，加油，好的，终于够到了，现在你可以放下你的胳膊了。

现在想象你的双脚踩在一堆泥潭里面，你想用劲去踩泥巴，使劲，你仿佛听到泥巴从脚趾缝挤出来时发出的声音，你可以再使点劲去用双脚踩脚下的泥巴，这很好玩也很放松，好的，现在停下来，放松。

现在你感觉身体很放松，你今天做得很棒，以后只要你觉得紧张、容易担心时都可以随时停下来像刚才那样做一做，多多练习，你会成为一个超级放松者哦。

4. 自我觉察如何治疗抽动障碍？

自我觉察治疗方法，是让抽动障碍的孩子时刻注意自己的抽动症状，并不停地记录抽动次数，目前是通过提高孩子对自身症状的觉察，以减少抽动频度。自我觉察需要孩子时刻觉察抽动症状，容易出现分心，明显会对孩子的学习与生活造成困扰，所以国内应用自我觉察治疗抽动障碍很少。国外也有研究表明自我觉察能阻止抽动症状的发生，短期有效，但长期疗效不确切。自我觉察与放松训练一样，应和其他方法联合应用。所以，自我觉察也是综合性抽动行为疗法的组成部分之一。

5. 基于功能或情境的管理方法如何治疗抽动障碍？

基于功能或情境的管理方法，是指根据不同的情境采用不同管理孩子抽动症状的方法，其目的并不是治疗抽动症状，而是尽可能减少症状的出现。例如，当患儿出现抽动症状时，若给予关注，抽动行为会增加，这时需要家长选择忽视患儿的抽动；在孩子未发生抽动时，给予关注或干预每15秒1次，则抽动障碍症状有可能很快减轻或消除，这就是一种管理的方法。如果孩子的抽动频繁出现时，坐位时可能次数更多，家长可以通过管理体位的方法，让孩子躺下，这样可以减少抽动症状的发生。基于功能或情境的管理方法对家长要求很高，需要家长全面了解并确认引发孩子抽动症状出现或加重的情境，并根据不同的情境，制订针对性的干预管理方法，以帮助孩子抽动症状的减轻或消失。管理方法也可以选用认知行为方法，阳性强化（赞美/奖励）以减少抽动发生，或使用暂停方法以惩罚抽动的出现，但惩罚性方法一般很难减少抽动的发生，所以建议谨慎使用惩罚性方法。基于功能或情境的管理方法，短期疗效较为肯定，但长期效果并未得到验证。家长是最了解孩子的人，认真观察并同时咨询专家，一定可以找出不少减轻抽动的管理方法。但是，由于抽动症状此起彼伏、反反复复、症状多变，家长往往疲于应付，导致这一管理方法很难长期坚持。基于功能或情境的管理方法也是综合性抽动行为疗法的组成部分之一。

6. 习惯逆转训练如何治疗抽动障碍？

习惯逆转训练是迄今为止研究最多的一种治疗抽动的行为疗法，2011 年的欧洲抽动障碍临床指南推荐习惯逆转训练作为抽动障碍治疗的一线疗法。习惯逆转训练是综合性治疗技术方法，综合了多种心理行为疗法，包括如自我觉察、放松技术、对抗反应训练和社会支持等方法。习惯逆转训练主要包括以下四步，须循序渐进完成。第一步：强化患儿自我觉察抽动；第二步：引入正确的竞争性拮抗动作；第三步：持续性拮抗 / 矫正；第四步：模拟情境性演练，固化抽动的拮抗性行为。

在第一步的自我觉察训练中，可让孩子对着镜子描述抽动表现，并帮助孩子发现抽动表现、识别抽动先兆的症状和掌握容易发生抽动的情境。在竞争性拮抗反应训练中，教会患儿选用一种不易被人觉察到、可持续 1 分钟左右、与抽动症状相矛盾的拮抗性动作（可参考下表），在出现抽动先兆或开始抽动时，有意识地实施这种拮抗性动作，让患儿维持这种动作至少 1 分钟以上或到抽动消退为止。不少研究表明这种竞争性对抗反应训练能阻止抽动发生或至少使抽动更难发生。国外成人随机对照研究显示，习惯逆转训练可使抽动障碍症状减少32%~99%，并且疗效可维持长达10个月。在国内，习惯逆转训练也已应用于抽动障碍儿童，并显示出一定疗效。

竞争性对抗反应表

抽动表现	竞争性对抗反应
眨眼	温和地、主动地控制眨眼；可以凝视（聚焦）前方的一个目标
做鬼脸	温和地、轻轻地合上嘴唇
点头、摇头、甩头等头部运动	温和地紧张颈部肌肉，并凝视（聚焦）前方的一个目标；伸直和紧张颈部，并沉肩（降低肩部）；将下巴紧贴胸部
张口或口部运动	紧贴下巴或紧闭嘴巴
耸肩	手臂夹紧身体，往臀部方向向下推动肘部
手或手指运动	将手放在桌、椅或腿上；必要时，紧握拳头并侧向推动肘部，或双手抱臂
皱鼻	轻轻下拉鼻子或上嘴唇，当呼吸时闭紧嘴唇
身体扭动	站立或坐直，并紧张背部，保持双手在身体两侧
瞪眼	紧张眉毛，缓慢呼吸
动眉	温和地、缓慢地控制眨眼
吸鼻	用口呼吸，并紧张鼻子与眉毛

续表

抽动表现	竞争性对抗反应
鼻孔扩张	紧张下巴，并闭紧嘴唇
舔嘴唇	温和地紧张下巴，并闭紧嘴唇
动下巴	让下巴放松性地悬着，并缓慢地放松呼吸，在呼气前屏气2~3秒
动上肢关节	双手抱臂，或双手互握
挥手	沉肩（降低肩部），并夹紧手臂
伸腿	紧张臀部
抬腿或扭动脚踝	让脚跟下压地面，双膝夹紧
绕舌	舌头顶向上腭，闭紧嘴唇，缓慢呼吸
发声抽动	尽量控制，用鼻子或嘴巴做腹式呼吸，方向与抽动方向相反

7. 暴露和阻止应答如何治疗抽动障碍？

暴露和阻止应答，是一种让抽动障碍儿童暴露于抽动的先兆感觉，并学会压抑抽动，从而阻止抽动症状发生的方法。这种方法与习惯逆转训练不同，患儿不是学会对抗抽动，而是学会压抑抽动，其共同点是要学会识别抽动的先兆感觉。其理论依据是让孩子习惯于抽动的先兆冲动，广适应压抑抽动不发作所导致的不适感，持续暴露被认为会导致习惯化，从而减少抽动的发生频率。这种方法需要患儿随时集中注意力发现抽动的先兆感觉,并有毅力压抑抽动和忍受压抑抽动带来的不舒服的感觉。但是,让孩子自主性压抑抽动的发生,孩子会很紧张,而且也非常耗费心力,就像要压抑喷嚏的发生一样,孩子主观感觉会很难受,这会让孩子变得疲劳、沮丧和烦躁,所以这种方法对于年幼的孩子实施会比较困难,往往治疗依从性不佳。所以在实施这项治疗技术时一定要孩子对治疗有足够的认识,建立信心,争取孩子的配合,家长也要坚持。但是这种方法需要有明确可辨认的抽动先兆感觉,如果没有先兆感觉可供识别,则无法实施。这种方法对于抽动障碍伴有强迫症患儿的疗效会更好。

8. 认知行为疗法如何治疗抽动障碍?

认知行为疗法是一种认知疗法和行为治疗相结合的方法,即在抽动障碍治疗过程中既采用认知技术,又采用行为矫正技术。例如,有些抽动障碍儿童在抽动前的感觉先兆是口水很多,于是产生不断吐口水的观念,这时家长可以告诉孩子,唾液对人体是有用的,可以帮助孩子消化吸收,让身体棒棒的,通过改变孩子的观念,就有可能帮助孩子控制吐口水的抽动障碍症状。但是,很多抽动症状很难通过认知方法来解释说明,要以此实现抽动行为的矫正也挺困难的,所以认知行为治疗对减轻抽动症状疗效一般,但对缓解抽动障碍儿童的焦虑和抑郁等不良情绪有效,可配合其他的心理行为治疗技术一起实施。

9. 综合性抽动行为疗法如何治疗抽动障碍?

综合性抽动行为疗法(CBIT)是以习惯逆转训练为核心,进一步整合和发展放松训练、自我觉察、基于功能或情境的管理方法等多种治疗手段,形成一整套系统的治疗方案。综合性抽动行为疗法先分析抽动障碍儿童在日常学习、生活中抽动发作次数增加的不同情境,并帮助家长学会管理不良情境因素以减少抽动的发作;教会孩子在习惯逆转训练过程中应用有效的放松方法进行有目的的调适;帮助孩子识别抽动发生的先兆感觉,并通过竞争性对抗反应训练阻止抽动发生。在孩子训练过程中,建议配合认知行为方法,通过赞赏、奖励增加孩子的训练动机和提高训练效果。综合性抽动行为疗法是一种高度结构化的治疗方法,通常以周为基础,一般须由经过专门培训过的医师或治疗师引导,其标准是在10周内进行8次治疗,前6次治疗为每周一次,后两次为双周一次。国外有研究显示,综合性抽动行为疗法能显著缓解抽动障碍症状,其疗效与药物治疗相当,对提高患儿的社会功能、减少焦虑和破坏性行为等方面也很有帮助,是一种安全、持久、有效的治疗方法,可以单独使用或者和药物联合使用。但是,综合性抽动行为疗法在国内知晓度不高,开展单位也很少。

虽然许多研究显示心理行为治疗能够有效地控制和减少抽动症状,但却很难达到根治的效果,所以在应用心理行为治疗的同时,还需要与其他治疗方法配合,如药物治疗、康复治疗等。此外，心理行为治疗对于伴有共患病的抽动障碍儿童疗效也是有限的。抽动障碍经常伴有多动症、强迫症等相关疾病，但是目前对于这些伴有共患病的抽动障碍儿童而言，行为治疗的疗效并不明确。所以，家长必须清醒地意识到减少抽动症状不应是心理行为治疗的唯一目的，心理行为治疗丕可以在提高患儿生活质量、减少功能损害等方面为抽动障碍儿童提供更多的帮助。

10. 儿童抽动障碍如何进行运动治疗？

额叶是大脑发育中最高级的部分，它包括初级运动区、前运动区和前额叶等。现有的研究结果证实，额叶几乎涉及所有的心理功能，而且功能广泛而复杂，如记忆、语言、智力、人格等。抽动障碍儿童的不少特性都与额叶功能不成熟有关，如抑制能力差、执行功能差、工作记忆差、脾气急躁等。而且通过脑电图检查，发现很大比例抽动障碍儿童的额叶区脑电节律比正常同龄孩子偏慢，慢波偏多，提示有额叶功能发育落后。此外，也有研究发现经过运动训练的刺激可以抑制额叶区脑电慢波节律，并促进孩子额叶区功能的成熟，这是对抽动障碍儿童进行运动治疗的理论基础。

现在孩子的学习任务重，课外学习多，参加体育运动的机会很少。国内不少研究表明，目前中国儿童参加体育运动的时间偏少，这可能是近年来抽动障碍患病率上升的原因之一。抽动障碍儿童的体力和精力大多充沛，但性格偏敏感和内向,平时比较少主动参加各种体育活动,因此家长应尽量鼓励孩子多参加体育运动,建议每天进行中等强度、较剧烈的运动至少 1 个小时,让心率上升到 120~140 次 /min,一般强度的散步和体操的运动刺激量不够。家长可以选择一些孩子感兴趣的、能长期坚持、有教练指导、有团队性、有进阶、有比赛的体育项目。其原因是,第一,教练的话通常比父母的管用;第二,有团队协作,才能让孩子学到抽动障碍儿童普遍欠缺的同伴之间和谐互动的能力与团队精神;第三,有进阶的运动是长期持之以恒的最佳动力。建议的运动项目有球类(足球、篮球、排球、羽毛球、乒乓球等)、跑步、游泳、骑车、武术、舞蹈等,以动态活动为宜,棋类、牌类等偏静态的活动则不适宜。如果遇到不适合外出运动的天气,如下雨、雾霾等,则可以安排孩子帮忙干家务,如擦地板、擦门窗等比较费力的活动。

抽动障碍儿童在疲劳或兴奋情况下抽动症状会有加重,这是比较常见的现象。因此,有抽动障碍儿童的家长反映说,其孩子在剧烈运动后抽动加重了,其实这是由于运动的兴奋和劳累及短时间运动量过大所致。虽然抽动障碍儿童在剧烈运动后出现抽动症状加重(当然,诱发抽动症状加重的情境还有很多),但是我们仍然建议孩子继续坚持参加体育运动。随后,大多数的情况是,随着循序渐进增加体育运动量(由低强度到中强度、运动时间逐渐增长),孩子的体力增强、耐力增加,运动后抽动就不会增加了。随着体育运动对大脑额叶的不断刺激,抽动障碍儿童日常的抽动发生次数也渐渐减少了。如果每天 1 小时运动还不能减少或控制抽动的发生，则建议继续增加运动时间。如果孩子运动后抽动反复加重，则建议咨询专科医生，获取孩子个体化的体适能与运动处方。总之，我们认为要让抽动障碍儿童少抽动、少吃药，尽早停药，建议孩子多运动，此外体育运动对孩子体质和生长发育的好处也是显而易见的。

11. 什么是作业治疗？

作业治疗，曾称为职能治疗。根据美国作业治疗协会（AOTA）的定义：作业治疗是借助使用"有目的性的活动"来治疗或协助生理、心理、发展障碍或社会功能上有障碍的人，使他们能获得最大的生活独立性。作业治疗师会通过评估、会谈，了解患者生理、心理及社会三方面的功能，然后通过一连串设计过的活动，让患者去进行，并从中学习、练习或加强、改善各种生活 / 学习 / 工作技能、心态，以健全生活。作业治疗大致上可分为生理障碍作业治疗、小儿作业治疗及心理障碍作业治疗三大领域。作业治疗所关注的表现领域有工作 / 学习活动、休闲娱乐活动、日常生活活动。作业治疗所关注的表现组成有感觉动作层面、认知层面、心理社会层面。简单地说，作业治疗就是通过作业治疗师设计特定的治疗活动，帮助抽动障碍儿童提高能力、改善功能、发展替代，以实现在学习和生活中的最佳表现。

12. 儿童抽动障碍如何进行作业治疗？

在临床工作中，发现一些抽动障碍儿童会有一些功能缺陷和技能不足，并且明显影响到孩子学习和生活上的表现，需要进行日常干预治疗。以下分项说明：

（1）注意力缺陷：有不少研究通过连续操作测验（CPT）和视听整合连续操作测验（IVA-CPT）测量抽动障碍儿童的注意力水平，发现一些不伴有多动症的抽动障碍儿童存在注意力缺陷，如果抽动障碍儿童伴有多动症则注意力缺陷更为严重（抽动障碍伴有多动症患病率达 30%~35%，50%~60% 的 6~18 岁抽动障碍儿童伴有多动症）。有注意力缺陷的抽动障碍儿童，常常表现为注意力不足、上课易分心、开小差、做作业拖沓 / 不能按时完成、聆听能力差等注意力不足的症状。由于孩子的注意力是多种能力的综合体现，所以为了了解抽动障碍儿童的注意力缺陷问题，则需要进行相应的功能评估。常用的评估有：智力评估、发育评估、视感知觉评估、动静平衡功能评估、运动协调能力评估、感觉统合能力评估、多维度注意力评估等。随后，分析评估报告，再进行缺陷功能的康复治疗和缺陷维度注意力的康复训练。注意力缺陷的康复治疗，需要孩子和家长在医院和家庭中坚持训练，寓教于乐，并持之以恒。

（2）执行功能缺陷：有研究发现抽动障碍儿童存在不同程度的执行功能缺陷，如果伴有多动症时，则执行功能的损害常常更为严重，也会影响到患儿的认知功能。执行功能是大脑的自我管控系统，帮助我们组织和管理日常生活、学习和工作中的许多任务。这里做个比喻以帮助大家理解，执行功能的作用类似于乐队指挥，乐队指挥负责管理、指挥、组织和整合乐队的每个成员；乐队指挥给每个音乐演奏家提示，让他们知道什么时候开始演奏，什么时候快，什么时候慢，什么时候响亮，什么时候柔和，什么时候停止演奏；如果没有乐队指挥，音乐就不会如此流畅，声音也不会如此美妙。执行功能的类型包括：注意和抑制、任务管理、工作记忆、计划、监控。执行功能缺陷会对执行任务的多项能力产生重大影响，例如任务的计划、排序、组织、关注和记忆细节以及控制情绪反应等。有执行功能缺陷的抽动障碍儿童在学习/生活上可能会遇到以下困难：没有时间概念，考试总是写不完题目，无法在规定时间内完成作业；难以安排行程或是规划学习时间和任务，常常显得冲动、健忘、杂乱无章，也不懂得何时应该寻求帮助；无法完成听写任务，或是上课时不会一边听讲一边记笔记；学过的东西很快就忘记，在解答数学题时，只要有需要用到之前学过的公式的时候则记不起来，难以进行信息整合。为了了解抽动障碍儿童的执行功能，可以通过威斯康星卡片分类测验（WCST）、连线测验、Stroop测验等神经心理学评估工具和执行功能行为评定量表（BRIEF）进行评估。

目前对抽动障碍执行功能的研究非常重视共患病的影响，而且认为抽动障碍执行功能缺陷往往是由于共患病的结果，特别是共患多动症、强迫症。如果抽动障碍儿童有执行功能缺陷，建议在治疗共患病的基础上，进行作业治疗。由作业治疗师设计有目的性的活动方案，一般以解决实际或特定问题的方式进行，如"七手八脚""小马王""你丢我盖"等多步骤的游戏性训练。举例说明，"七手八脚"：在地垫贴上数字，请孩子按照数字顺序移动手脚，或是要求单数仅能用手或脚来触碰以增加动作难度，孩子必须一边移动手或脚，一边还要运用工作记忆记住自己下一步要移到哪个数字。"小马王"：在地垫贴上数字卡，随意排列，运用弹力带绕过孩子腰部，让孩子往前冲刺；先给予一串指定数字如"5、3、8"，孩子不仅要对抗阻力向前移动，还要记住指定数字以拿到正确的数字卡，之后可以增加指定数字的数量以增加难度。"你丢我盖"：与孩子面对面坐着，一次滚动两颗不同颜色的球给孩子，先让孩子用大塑料碗盖住指定颜色的球，等孩子较熟练后，可以增加球数、改用纸杯，加快球速或改用弹珠来增加难度，这个活动必须同时运用眼球追寻、工作记忆、选择性注意力、工具操作（碗、纸杯）等才能"手到擒来"。执行功能缺陷的康复治疗，需要孩子和家长在医院和家庭中坚持训练，寓教于乐，并持之以恒。

（3）视感知觉缺陷：抽动障碍是神经发育障碍性疾病之一，也可能存在其他方面的发育障碍，比如视感知觉缺陷。有研究发现，抽动障碍儿童存在视感知觉缺陷，有视觉搜索、视觉区辨等方面的缺陷。视感知觉包括视觉接收要素（视感觉）和视觉认知要素（视知觉）。抽动障碍儿童如有视感觉方面的问题，可表现为：眼球运动能力差，阅读时会伴随头部运动，而不是眼球转动；阅读时常找不到读到哪里（抽动如有伴随头部的抖动，也很容易让抽动障碍儿童眼睛丢失目标）；阅读时需要手指指引；在阅读或抄写时注意力持续时间短；经常遗漏字等。抽动障碍儿童如有视知觉方面的问题，可表现为：数字或字体无法整齐排列；字体歪斜或字与字之间间隔混乱；使用手指来保持书写整齐；左右方向的混乱；书写出现镜像字；区辨细微差异的物件困难。为了评估抽动障碍儿童的视感知觉能力，需要进行视力、视觉调适力、眼球运动能力、视觉记忆测验、视觉区辨测验、视觉运动整合测验的评估。根据评估结果，再进行视力矫正、追视训练、视知觉训练等以治疗抽动障碍儿童的视感知觉缺陷。此外，我们也建议鼓励孩子多到户外进行体育运动，因为在户外美好的大自然中，有着丰富的物体、缤纷的色彩和动静的目标等，对孩子的视感知觉发展是非常有好处的。

（4）学习困难：抽动障碍儿童的智力水平一般是正常的，所以上学是没有问题的。但是在抽动障碍儿童中发生学习困难的比率明显高于同龄儿童，究其原因有：①注意力缺陷；②执行功能缺陷；③视感知觉缺陷；④共患病的影响。抽动障碍儿童学习困难的表现有：①视觉运动、视知觉问题，如找不到目标、不能区分差异、不能识别空间位置等；②数学书写计算困难（非心算）；③阅读理解困难；④拼写困难；⑤书写语言的表达困难等。

学习是学龄期抽动障碍儿童的重要任务，也是展示其能力、树立其信心的重要方面。但抽动症状会明显影响患儿的学习，如面部的抽动影响患儿的视觉注意力；上肢的抽动影响患儿的书写；眨眼与头部的扭动影响患儿的阅读；发声性抽动影响患儿的发音与朗读。因此，抽动障碍儿童在学习过程中面临的挑战很多，而且控制症状也不容易。那么，如何帮助抽动障碍儿童克服学习困难呢？这需要一个长期的综合性治疗干预方案，方案中可能需要药物帮助解决共患病的影响；也需要治疗、康复和管理孩子的抽动症状、注意力缺陷、执行功能缺陷、视感知觉缺陷、运动协调能力和特定学习技能缺陷；当然也需要家庭环境管理与学校的支持。

13. 儿童抽动障碍如何进行言语治疗？

抽动障碍特别是有发声性抽动的孩子，常常因为不自主的抽动发生而影响了患儿言语功能，出现言语中断、发音重复、构音不清。由于抽动障碍儿童语言沟通能力的损害，导致有些抽动障碍儿童出现内向敏感、社交退缩，进而损害其社交功能。实际上患儿的发声性抽动大部分是由于运动性抽动所导致的，是因为参与发音的肌肉出现不自主的抽动（如膈肌抽动），引发气道中气流的快速变动而发出异常声音，并不是真正意义上的语言或言语功能损害。因此，言语治疗的重点在于患儿的呼吸训练、放松疗法与注意力转移。对于有发声性抽动的孩子，建议多进行讲故事、朗诵、唱歌、吹奏乐器等活动，以帮助控制发声性抽动的发生。

14. 脑电生物反馈如何治疗儿童抽动障碍?

脑电生物反馈治疗技术是利用条件反射的原理来实现的,把通过电子设备准确收集到的人体神经肌肉和自主神经系统活动状况等信息,有选择性地放大并转化成视觉和听觉信号,并通过有针对性的训练选择性强化某一频段脑电波,以实现治疗目的。有研究发现抽动障碍患儿感觉运动区脑电节律降低,额中央区慢波增多;这种脑电节律可以在患儿运动时和进行运动想象时被抑制,这是脑电生物反馈治疗的理论基础,也是运动治疗的理论基础(可以参阅运动治疗问答)。目前,国内外不少应用脑电生物反馈治疗儿童抽动障碍的研究显示,脑电生物反馈治疗有良好的治疗效果。有研究显示脑电生物反馈治疗对伴有多动症的抽动障碍也是有效的。由于脑电生物反馈治疗是无创性、无不良反应的神经调控治疗技术,抽动障碍儿童易于接受,对于担忧或拒绝用药的家长来说是一个很好的有效选择。但是,脑电生物反馈治疗对于难治性、病情反复发作或有共患病的抽动障碍儿童,疗效一般。

15. 经颅磁刺激如何治疗儿童抽动障碍?

经颅磁刺激(TMS)是很有前景的神经调控治疗技术,并广泛应用于康复医学的多个领域。经颅磁刺激是基于电感应原理,在位于颅骨上方的金属线圈内通过以时变电流产生纵向磁场,在其下方的脑组织产生相应感应电流,后者作用于大脑皮质,使中枢神经突触细胞去极化,引起突触末端的神经活动,从而引起一系列脑内代谢及神经电位活动改变的生理功能反应。重复经颅磁刺激是指重复磁刺激某一特定皮质部位的过程。经颅磁刺激具有无痛、无创、操作方便、安全可靠等优点。目前国内外研究显示,应用重复经颅磁刺激治疗儿童抽动障碍有一定的疗效。重复经颅磁刺激治疗儿童抽动障碍的参数选择,目前以低频率较多,疗程大约4周。也有研究报道,重复经颅磁刺激对发声性抽动的疗效优于运动性抽动。市售廉价的经颅磁刺激仪大多是固定频率,不能调节频率,所以不适合抽动障碍儿童选用。

16. 经颅微电流刺激如何治疗儿童抽动障碍?

经颅微电流刺激是一种无创、无痛、操作方便、安全可靠和非药物性的物理因子治疗方法。经颅微电流刺激治疗技术通过耳垂电极释放微安级的外源性微电流刺激大脑,减少了脑电慢波的活动,并调节大脑相关神经递质和应激激素的分泌,恢复脑内环境的平衡,以实现治疗目的。经颅微电流刺激的作用机制可能是外源性微电流流经大脑边缘系统并到达丘脑等情绪产生的重要脑部位,增加了脑电 α 波的活动,减少了脑电慢波的活动,并增加了大脑 5- 羟色胺(5-HT)、γ- 氨基丁酸(GABA)和 β- 内啡肽的分泌,使患儿感觉放松,心情愉悦,使焦虑、抑郁等不良情绪得到缓解,从而缓解抽动症状的发生。

经颅微电流刺激的电极安放在耳垂,微电流和频率的调定应从小到大、由低到高，以患儿感觉到耳垂电极处轻微跳动并感觉舒适为宜。每次治疗时间通常为 20~60 分钟，每天 1~2 次，一个疗程大约是 4 周。经颅微电流刺激治疗常常是难治性抽动障碍和伴有焦虑、抑郁、强迫等共患病的抽动障碍组合治疗方法之一。国内多项研究证实，经颅微电流刺激治疗对抽动障碍是有效的疗法，特别是对伴有焦虑症、抑郁症、强迫症的儿童抽动障碍疗效良好。由于抽动障碍儿童常有睡眠、专注力不佳等问题，经颅微电流刺激治疗也能改善这些问题。对于担忧或拒绝用药的家长来说，经颅微电流刺激也是一种安全无创、非药物性的治疗选择。

（七）预防护理

1. 使用电子产品会引起抽动障碍吗？

随着社会的发展，电子设备，特别是基于网络支持的学习平台，越来越多地走入我们的生活，成为孩子在成长、学习过程中必不可少的一环。那么这些电子产品是否会引起抽动障碍呢？

电子产品使孩子处于电磁辐射中，也常使其处于高度紧张状态，一定程度上可以诱发本病。比如，长时间地使用电子产品，可导致眼干眼涩，诱发眨眼等抽动症状；玩一些相对比较紧张的电子游戏，可以加重孩子紧张的情绪从而诱发抽动症状的出现。儿童每天看电视时间不宜超过半小时、且不可看过于激烈、刺激的画面，对于抽动障碍儿童来说，更应少看电视。在使用电子产品过程中要注意劳逸结合，适度使用。一旦过分使用和依赖，无论孩子是否有抽动障碍都是不可取的。

2. 母亲孕产期应如何预防儿童抽动障碍？

目前研究表明，遗传是儿童抽动障碍的重要病因之一，主要存在于父母或直系亲属中有抽动障碍的人群。除此以外，怀孕期间如果母亲有情绪紧张，剧烈的妊娠反应，睡眠障碍等精神问题时，诱发本病的概率也将增大。另外，如果妊娠期间发生脑缺氧，分娩期间有缺血、缺氧病史者都有可能导致本病的发生。

因此，在预防本病时，应首先拒绝近亲结婚，注意优生优育；怀孕以后，劳逸结合，适当运动，保持较好的免疫力，减少生病。在怀孕期间，准妈妈一定要保持精神上的愉悦，避免受到惊吓、过度紧张、过度悲伤等不良情绪刺激。准妈妈的饮食一定要荤素搭配、营养丰富；保持充沛的睡眠，养好精神。另外，还要注意如电子射线等看不见的环境污染，避免金属中毒等。

3. 幼儿期应如何预防抽动障碍？

大脑的发育有两个较为关键的时期，一个是胚胎期，一个是婴幼儿期。婴幼儿期又是神经系统发育最快，代偿能力最好的时期。如果在这个时期给予良好的培育，则能够较好地促进大脑的发育。除大脑发育外，心理发育和良好性格、情绪的发育在这个时期也尤为重要。

所以在婴幼儿期，家长应按照孩子发育的特点有计划地对其进行精细动作、大动作、语言、社交能力、感知觉等训练。早期的教育训练能够较好地促进孩子大脑发育、智力发育、运动功能发育，有助于预防抽动障碍的发生。

同时，家长应为婴幼儿创造良好的家庭环境，避免过分紧张的家庭氛围，避免因家长的苛求和责骂给孩子带来紧张、自卑等不良情绪。让孩子在一个相对宽松并有原则的家庭环境中健康成长。

4. 感冒会诱发或加重抽动障碍吗？

感冒是会诱发或加重抽动障碍的。

从西医的角度讲，感冒后可诱发自身免疫系统的损害，最多见的是 A 型溶血性链球菌的感染，近年来较多见的肺炎支原体、巨细胞病毒也可能诱发抽动障碍。

从中医的角度讲，抽动障碍的产生与肝风内动相关，感冒是感受了外来的风邪夹杂其他致病因素产生的；感冒以后外风引动内风，从而导致了抽动障碍的发病。

总而言之，感冒是重要的致病因素，在治疗抽动障碍的儿童中也常因感冒导致病情加重或反复，所以家长一定要了解这个特点，尽可能避免孩子感冒。

5. 如何防止抽动障碍病情进一步加重？

首先，家长应该平静地接受孩子患抽动障碍的事实、并全面科学认识抽动障碍。不少患儿家长一开始并不肯接受孩子抽动障碍的诊断，多方求证，之后虽然接受抽动障碍的诊断，却又过于焦虑，反复就医。而且有些患儿家长本身也有抽动障碍，性情急躁，反复强化了这一过程。所以，家长应该接受事实，调整心态，积极面对，正确认识抽动障碍，尽力配合医生，做好抽动障碍儿童的慢病管理，帮助孩子减轻抽动症状。家长应该清楚地认识到抽动障碍其实对孩子的影响并不大（受抽动障碍影响最大的是家长，因为家长觉得孩子很怪异，担心他人嘲笑、歧视孩子），不是所有抽动障碍都需要药物治疗，也不是所有的抽动症状都不能控制。家长应该认识到孩子的抽动是不自主的，并不是故意的恶作剧，对抽动症状应该宽容与理解，不宜过度关注与焦虑，不应采取惩罚、责骂、威胁等损害亲子关系的处理方法，因为这无益于抽动障碍的控制。在日常生活中，不宜反复提醒或纠正孩子的抽动症状，这样容易加重症状。也不宜频繁反复就医，只需定期复诊治疗。

其次，家长应该营造家庭温馨的氛围，融洽家庭成员关系，改善家庭教养环境，杜绝矛盾式养育方式，减少亲子冲突，让孩子时刻感受到父母的关爱，减少不良情绪在家庭内的滋生。减少抽动障碍儿童的紧张与焦虑情绪，可以减轻抽动症状的发生，对避免共患病也是很有好处的。不要在孩子面前表现出对抽动障碍的担忧，要为孩子准备一些当他人注意到自己抽动症状时可用的解释。

最后，对抽动障碍儿童的管教，应该像普通儿童一样去正常管教，没必要心怀歉疚与自责，不要因为抽动障碍而降低对孩子的期望，也不要溺爱、娇惯，应该正向教养；多给予鼓励与赞赏，帮助孩子了解自己的优点和长处；有冲突时应该耐心说服教育，不应该打骂或体罚。严格屏幕管理，多安排体育运动。对于课外补习班的安排，抽动障碍儿童大多精力充沛，智力正常，可以根据孩子意愿与学业需求，合理安排课外补习班的课程；如果孩子学业任务重，抗拒课外补习班，为了避免亲子冲突深化，以及留出足够运动时间，应该减少或停止课外补习班的课程。

附表一 抽动秽语综合征量表（TSGS）

姓名		时间			评估者					
频率和程度代码	频率（F）						功能影响（D）				
1：≤1次/5分钟 2：1次/2~4.9分钟 3：1次/1.9分钟~4次/1分钟 4：≥5次/1分钟 5：无数次	正常	很少	偶尔	经常	几乎总是	总是	动作为假装的	抽动对功能没有影响	抽动影响功能	功能受损明显	不能执行其他功能
简单运动性抽动（SM）：	0	1	2	3	4	5	1	2	3	4	5	F×D=
复杂运动性抽动（CM）：	0	1	2	3	4	5	1	2	3	4	5	F×D=
简单发声性抽动（SP）：	0	1	2	3	4	5	1	2	3	4	5	F×D=
复杂发声性抽动（CP）：	0	1	2	3	4	5	1	2	3	4	5	F×D=

续表

行为（3）	学校和学习问题
0——正常	0——正常
5——脾气正常，学校和家庭关系有轻微的问题	5——分数低
10——有些问题，至少某些关系受到影响	10——复读，某些学科应该上辅导班
15——很多部分受到影响和损害	15——所有的功课均需特殊辅导
20——严重损害影响所有行为	20——应该上特殊的专门学校
25——不能被接受的行为表现，需要监视其行为	25——不能上学，需要回家
运动不宁（MR）	工作和职业问题
0——正常	0——正常
5——运动，明显没有问题	5——工作稳定，有些困难
10——坐立不安，有些问题	10——工作问题严重
15——明显的坐立不安，中等程度的问题	15——失去很多工作
20——大多数时间在运动，但是偶有中断，执行功能受累	20——几乎没有被雇佣过
25——不停的运动，没有执行功能	25——失业
[（SM+CM）/2] + [（SP+CP）/2] + [（B + MR + 学校或者工作问题评分）×⅔] = 总分	

参 考 文 献

HARCHERICK D. F., LECKMAN J. F., DETLOR J, et al.A new instrument for clinical studies of Tourette syndrome[J]. J Am Acad Child Adolesc Psychiatry, 1984, 23: 153-160.

附表二 耶鲁综合抽动严重程度量表(YGTSS)

1. **指导语**　这是一个临床评定量表,用于评定抽动综合征的总体严重程度的多个方面,如种类多少、频度、强度、复杂性以及影响。应用 YGTSS 要求评定者具有诊治抽动障碍的临床经验。最终的评定基于所有可能得到的信息,并能够反映临床医生对每个条目的总体印象。

本量表检查是半定式的。评分者应当首先完成抽动问卷(列举上一周内所存在的运动和发声抽动,根据父母 / 患儿的报告以及评分者的观察进行评定)。然后,根据每个不同条目进行提问,并参照评分标准进行评定。

2. **抽动问卷**(在每个检查阳性的项目前画勾)

(1)运动抽动检查表(检查过去一周内存在的运动性抽动)

1)简单运动性抽动(快速、突然、无意义的):眨眼,眼睛动,鼻子动,嘴动,做怪相,甩头 / 头动,耸肩,臂动,手动,腹部抽紧,腿、脚、脚趾动,其他(具体描述)

2)复杂运动性抽动(较慢的,似有目的的):眼的表情和转动,嘴动,面部动作或表情,头部姿势或运动,肩部姿势,臂或手的姿势,书写样抽动,肌紧张姿态,屈身或扭动,旋动,腿、脚、脚趾动,与抽动相关的强迫行为(触摸、拍打、修饰、仪式动作),秽亵行为,自虐行为(具体说明)

阵发性抽动（表演性）持续_____秒

失控行为（具体说明）*

其他（具体说明）描述任何成组出现或相继出现的运动性抽动行为

（2）发声抽动检查表（检查过去一周内发声抽动情况）

1）简单发声症状（快速、无意义的声音）：声响、喧叫声[（圈出）：咳嗽、清嗓子、抽鼻子、呼噜声、吹口哨、动物或鸟叫声]

其他（请列出）

2）复杂的发声症状（语言：单字、短语、陈述）

音节（请列出）

单字（请列出）

秽语（请列出）

模仿言语，重复言语，言语停顿

无意义言语（具体说明）

失控性言语（具体说明）*

*抽动的记分中不包括失控性条目

（3）评分表（除非另有说明，分别评定运动和发声的抽动）

a.种类

说明（得分点）	得分	运动分	发声分
无	0		
一种抽动	1		
多种孤立的抽动（2~5个）	2		

说明（得分点）	得分	运动分	发声分
多种孤立的抽动（5个以上）	3		
多种孤立的抽动，加上至少一次成组同时出现的，或连续的复合性抽动，以致难以分清每个孤立的抽动	4		
多种孤立的抽动，加上多(＞2)次成组同时出现的，或连续的复合性抽动，以致难以分清每个孤立的抽动	5		

b. 频度

	说明（得分点）	得分	运动分	发声分
无	无特定抽动行为的迹象	0		
罕见	上一周出现过特定的抽动行为。抽动行为频率不高，一般不是每天都有。如阵发的抽动也是短暂的，而且不常见	1		
偶发	特定的抽动通常每天都有，但存在长时间的无抽动间隔期。偶尔会出现抽动阵发，但每次持续时间最多几分种	2		
频发	每天都出现特定的抽动行为。但常常存在长达3小时的无抽动间隔期。抽动阵发是有规律的，但可能局限于一种处境	3		

续表

说明（得分点）		得分	运动分	发声分
几乎持续	每天醒着的每个小时基本上都出现抽动,有规律地出现特定的持续性抽动行为。阵发性抽动经常出现且不局限于一种处境	4		
总在发作	基本上一直存在特定的抽动行为。无抽动的间歇很难看出,而且间歇时间最多不超过5~10分钟	5		

c.强度

说明（得分点）		得分	运动分	发声分
无		0		
最小	抽动看不出也听不见(仅根据患者自己的体验),或者抽动比同样的自主行为更不具有强制性,并且因为强度小而不易觉察到	1		
轻微	抽动不比同样的自主行为或发声更具有强制性,并且因为强度小而不易觉察到	2		
中等	抽动比同样的自主行为更具有强制性,但不超出同样的自主行为或发声的表达范围。会由于其强制性特点而引起本人的关注	3		

	说明（得分点）	得分	运动分	发声分
明显	抽动比同样的自主行为和发声更具有强制性，并有"夸张"的特征。因其强制性和夸张的特点，这种抽动常常会引起本人的关注	4		
严重	抽动具有极度强制性，表现夸张。由于其强制性表达的特点，这种抽动会引起本人的关注，并可能有导致身体伤害的危险（意外事故，激怒或自我伤害）	5		

d. 复杂性

	说明（得分点）	得分	运动分	发声分
无	如果有抽动，其特点很明显具有"简单"的特征（突然，短暂，无目的的）	0		
边缘	某些抽动并不明显地具有"简单"的特征	1		
轻度	某些抽动具有明显的"复杂"性（外表上是有目的的），类似短暂的"自动"行为，如梳理动作，或发出音节或短暂的无意义发声，如"啊哈""唉"，这些声音很容易被患者伪装得无法辨认	2		

说明（得分点）	得分	运动分	发声分
中度	某些抽动更加"复杂"（表现得更有目的性，也更持续），且可有多种抽动同时阵发，以致难以伪装，但患者可能给出"合理"的解释，或解释为正常的行为或言语（撕去、轻敲、说"当然"或"宝贝"，或短的模仿言语）	3		
明显	某些抽动有非常"复杂"的特点，并趋向于持续的多种抽动同时持续发作。由于持续时间长、表现异常、不恰当、古怪或秽亵的特点而难以伪装，也难以轻易合理地解释为正常行为或言语（长时间的面部扭曲、抚摸生殖器、模仿语言，不成句地说话，多次反复说"你什么意思"，或发出"fu"或"sh"的声音	4		
严重	某些抽动伴有长时间的多种抽动行为发生或同时发作。由于持续时间长、表现极度异常、不恰当、古怪或秽亵的特点而不可能伪装，也不可能合理地解释为正常行为或言语（长时间的抽动或发声，常常带有秽亵行为、自虐或秽语）	5		

e.影响

说明（得分点）		得分	运动分	发声分
无		0		
极轻	抽动时并不打断连贯的行为或说话	1		
轻度	抽动时偶尔打断连贯的行为或说话	2		
中度	抽动时常常打断连贯的行为或说话	3		
明显	抽动时常常打断连贯的行为或说话，偶尔打断意向性活动或交流	4		
严重	抽动时常常打断意向性活动或交流	5		

f.缺损（运动或发声抽动所致的总体缺损）

说明（得分点）		得分	运动分	发声分
无		0		
极轻	抽动给自尊、家庭生活、社交、学习或工作上带来些许困难(偶尔因为抽动感到痛苦或担心未来；由于抽动致使家庭关系轻微紧张；朋友或熟人有时用一种令人心烦的方式关注或谈论抽动)	10		

说明（得分点）		得分	运动分	发声分
轻度	抽动给自尊、家庭生活、社交、学习或工作上带来轻度的困难	20		
中度	抽动给自尊、家庭生活、社交、学习或工作上带来某些明显的问题（发作性烦躁、家庭里周期性的苦恼或烦乱，经常被同伴耻笑或时常出现社交回避，由于抽动时常影响学习或工作）	30		
明显	抽动给自尊、家庭生活、社交、学习或工作上带来很大困难	40		
严重	抽动给自尊、家庭生活、社交、学习或工作上带来极大的困难［严重抑郁并伴有自杀意念、家庭破裂（分居 / 离婚，搬家）、断绝社交……由于在社会上名声不好和回避社交导致生活范围严重受限，退学或失业］	50		

计分单

运动抽动			发声抽动		
种类	（	）	种类	（	）
频度	（	）	频度	（	）
强度	（	）	强度	（	）
复杂性	（	）	复杂性	（	）
影响	（	）	影响	（	）
运动抽动总分	[	]	发声抽动总分	[	]
缺损总体评分	[	]			
严重程度总评分（运动抽动总分＋发声抽动总分＋缺损总体评分）　[　　]					

参 考 文 献

LECKMAN J.F., RIDDLE M.A., HARDIN M.T., et al. The Yale Global Tic Severity Scale: initial testing of a clinician-rated scale of tic severity[J]. J Am Acad Child Adolesc Psychiatry, 1989, 28(4): 566-573.

主要参考书目

1. 刘智胜. 儿童抽动障碍. 2版. 北京: 人民卫生出版社, 2015.

2. 王华. 儿童抽动障碍必读. 沈阳: 辽宁科学技术出版社, 2017.

3. 王素梅. 小儿抽动障碍. 北京: 人民卫生出版社, 2017.

4. 崔永华. 儿童心理障碍防治丛书: 儿童抽动症看看专家怎么说. 北京: 中国医药科技出版社, 2019.

5. 中华中医药学会. 中医儿科临床诊疗指南. 北京: 中国中医药出版社, 2020.